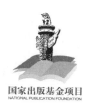

「十三五」国家重点图书出版规划项目

中医古籍名家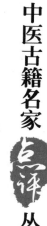点评丛书

总主编◎吴少祯

# 三元延寿参赞书

元·李鹏飞◎编著

蒋力生　叶明花◎点评

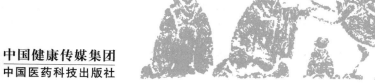

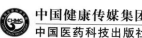
中国健康传媒集团

中国医药科技出版社

**图书在版编目（CIP）数据**

三元延寿参赞书／（元）李鹏飞编著；蒋力生，叶明花点评 . —北京：中国医药科技出版社，2021.1

（中医古籍名家点评丛书）

ISBN 978 - 7 - 5214 - 2217 - 7

Ⅰ. ①三… Ⅱ. ①李… ②蒋… ③叶… Ⅲ. ①养生（中医）- 中国 - 元代 ②长寿 - 方法 Ⅳ. ①R212 ②R161.7

中国版本图书馆 CIP 数据核字（2020）第 257941 号

**美术编辑** 陈君杞
**版式设计** 南博文化

出版 **中国健康传媒集团** | 中国医药科技出版社
地址 北京市海淀区文慧园北路甲 22 号
邮编 100082
电话 发行：010 - 62227427 邮购：010 - 62236938
网址 www.cmstp.com
规格 710 × 1000mm $^1/_{16}$
印张 6 $^3/_4$
字数 94 千字
版次 2021 年 1 月第 1 版
印次 2021 年 1 月第 1 次印刷
印刷 三河市万龙印装有限公司
经销 全国各地新华书店
书号 ISBN 978 - 7 - 5214 - 2217 - 7
定价 **19.00 元**

获取新书信息、投稿、为图书纠错，请扫码联系我们。

# 《中医古籍名家点评丛书》
## 编委会

# 出版者的话

　　中医药是中国优秀传统文化的重要组成部分之一。中医药古籍中蕴藏着历代名家的思维智慧与实践经验。温故而知新，熟读精研中医古籍是当代中医继承、创新的基石。新中国成立以来，中医界对古籍整理工作十分重视，因此在经典、重点中医古籍的校勘注释，常用、实用中医古籍的遴选、整理等方面，成果斐然。这些工作在帮助读者精选版本、校准文字、读懂原文方面发挥了良好的作用。

　　习总书记指示，要"切实把中医药这一祖先留给我们的宝贵财富继承好、发展好、利用好"，从而对弘扬中医药学、更进一步继承利用好中医药古籍提出了更高的要求。为此我们策划组织了《中医古籍名家点评丛书》，试图在前人整理工作的基础上，通过名家点评的方式，更进一步凸显中医古代要籍的学术精华，为现代中医药的发展提供借鉴。

　　本丛书遴选历代名医名著百余种，分批出版。所收医药书多为传世、实用，且在校勘整理方面已比较成熟的中医古籍。其中包括常用经典著作、历代各科名著，以及古今临证、案头常备的中医读物。本丛书致力于将现有相关的最新研究成果集于一体，使之具备版本精良、校勘细致、内容实用、点评精深的特点。

参与点评的学者，多为对所点评古籍研究有素的专家。他们学验俱丰，或精于临床，或文献功底深厚，均熟谙该古籍所涉学术领域的整体状况，又对其书内容精要揣摩日久，多有心得。本丛书的"点评"，并非单一的内容提要、词语注释、串讲阐发，而是抓住书中的主旨精论、蕴含深义、疑惑谬误之处，予以点拨评议，或考证比勘，溯源寻流。由于点评学者各有专擅，因此点评的形式风格也或有不同。但其共同之点是有益于读者掌握、鉴识所论医籍或名家的学术精华，领会临床运用关键点，解疑破惑，举一反三，启迪后人，不断创新。

　　我们对中医药古籍点评工作还在不断探索之中，本丛书可能会有诸多不足之处，亟盼中医各科专家及广大读者给予批评指正。

中国医药科技出版社

**2017年8月**

# 余序

作为毕生研读整理、编纂古今中医临床文献的一员，前不久，我有幸看到张同君编审和全国诸多相关教授专家们合作编撰《中医古籍名家点评丛书》的部分样稿。感到他们在总体设计、精选医籍、订正校注，特别是名家点评等方面卓有建树，并能将这些名著和近现代相关研究成果予以提示说明，使古籍的整理探索深研，呈现了崭新的面貌。我认为这部丛书不但能让读者系统、全面地传承优秀文化，而且有利于加强对丛书所选名著学验主旨的认识。

在我国优秀、靓丽的文化中，岐黄医学的软实力十分强劲。特别是名著中的学术经验，是体现"医道"最关键的文字表述。

《礼记·中庸》说："道也者，不可须臾离也。"清代徽州名儒程瑶田说："文存则道存，道存则教存。"这部丛书在很大程度上，使医道和医教获得较为集中的"文存"。丛书的多位编集者在精选名著的基础上，着重"点评"，让读者认识到中医药学是我国优秀传统文化中的瑰宝，有利于读者在系统、全面的传承中，予以创新、发展。

清代名医程芝田在《医约》中曾说："百艺之中，惟医最难。"特别是在一万多种古籍中选取精品，有一定难度。但清代造诣精深的名医尤在泾在《医学读书记》中告诫读者说："盖未有不师古而有济于今者，亦未有言之无文而能行之远者。"这套丛书的"师古济今"十分昭著。中国医药科技出版社重视此编的刊行，使读者如获宝璐，今将上述感言以为序。

中国中医科学院

余瀛鳌

2017年8月

# 目录 | Contents

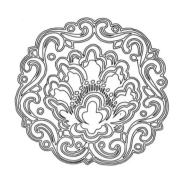

《三元延寿参赞书》亦名《三元参赞延寿书》，或简称《三元参赞书》，凡 5 卷，元代李鹏飞撰，著成于元至元二十八年（1291）。该书为综合性养生著作，帙册不厚，内容精要，独具特色。尤其是书中所论"精气不耗""起居有常""饮食有度"，乃养生之三要，提纲挈领，言简意宏，对养生学的影响深远。此书后被收入《正统道藏》，成为道教经籍之一。

## 一、成书背景

李鹏飞，时人或称李澄心，自号九华澄心老人。按《江西通志稿》记载，李氏当为江西九江人，约生于南宋宁宗嘉定十五年（1222），卒年不详，至元甲午年（1294）尚在世。李氏初为儒，曾"试大学至礼部"，授为官，后兼攻医学，时有令名。所著除《三元延寿参赞书》外，尚有《救急方》一集，惜已佚。

书名"三元"者，即天、地、人三元。李氏认为人有三元之寿，其自序明载宫道人语："人之寿，天元六十，地元六十，人元六十，共一百八十岁。"所谓"参赞"者，即参天地而赞化育之意。《中庸》称："可以赞天地之化育，则可以与天地参矣。"天地以生生为德，人能助天地之生生，造化养育万物，则可与天地并之为三元。此书之旨，阐释人能参赞天地化育之理，即可获三元之寿。

本书以延寿为目的，李氏在自序中征引《素问·上古天真论》的养生大法，认为养生之道"知之则强，不知则老，知则耳目聪明，身体轻健，老者复壮，寿命与天地无穷"。养生之道既非炉鼎之诀，又非吐纳之术，只是"能顺木之天而致其性焉"，是日用中合乎规律的生活而已。

是书充满传奇色彩。据李氏自序称，其壮年寻母途中于庞安常旧址遇一宫姓道人，年九十余而绿发童颜，提及"三元之说"，匆匆之间未遑细问。10 年之后，复遇于飞来峰下，容貌未改，李氏诧异之际，稽手请教。宫道人于是细析其说，且遗以二图。李氏深为震动，日夜反思，自此即按道人所言，搜集《内经》、老庄及各家养生之论，编辑成书。

此书之成，李氏甚为期许，称"此书不过顺夫人之天，皆日用不可缺者。故他书可有也，可无也。此书则可有也，必不可无也"。对于李氏之自信，时人予以充分肯定。姚辙序称："今是书之作，传闻有异，首以三元一定之数为纲，继以起居饮食之节为目。凡经书之要旨，传记之附载，方书之禁忌，卦画之图说，条列章灼，使人晓然于日用之间，而每致夫戒慎之心，使物欲之伐不行于内，六气之渗不弃于外，则心平气和，盎然如四时之春，熏陶涵养，以求合乎古之自然。所谓三元之寿者，庶可冀其仿佛也。"

## 二、主要学术思想

《三元延寿参赞书》虽然篇幅不大，但其内容简要，以戒慎自警为出发点，阐明房室养生、起居养生、饮食养生以及积德养生的思想主张，要言不烦。

### 1. 戒慎养生思想

人本有三元之寿，可以活到 180 岁，为什么很少有人达到这个寿域呢？按照宫道人所言："不知戒慎，则日加损焉。精气不固，则天元之寿减矣。谋为过当，则地元之寿减矣。饮食不节，则人元之寿减矣。当宝啬而不知所爱，当禁忌而不知所避，神日以耗，病日以来，而寿日以促矣。"这些说法不仅见于《黄帝内经》，也见于老庄及孔孟书中。在中国传统文化中，儒道释医均有居安思危、戒慎备虞的思想观念。李氏经宫道人点拨后，通过深刻反思，"以其说搜诸书，集而成编，以自警焉"，撰辑本书的出发点就在于时刻反省自己，警诫自己。因而本书的突出特色是指出日常行为生活中哪些方面要慎重对待，哪些事情要尽量避忌，往往从养生的反面立言，告诫人们以戒备警惕之心检点自己的言行，防止不利的事情发生。因此，本书是自警之作，而不是自励之作，重点是言忌，而不是讲宜，实际上也是中医"治未病"思想的另一种表达。

## 2. 房事养生思想

本书首重房事养生，内容集中在卷一"人说"及"天元之寿，精气不耗者得之"两篇。前者言人之可贵及人体之化育生成过程；后者述男女阴阳和合之道，为古代性卫生的经典论述。李氏赞同关于"一阴一阳之谓道，偏阴偏阳之谓疾""男女居室，人之大伦，独阳不生，独阴不成，人道有不可废者""男不可无女，女不可无男"等论述，认为男女相需是自然之道，从而提出"欲不可绝"的著名论断。同时，李氏还总结出"欲不可早""欲不可纵""欲不可强"的节欲三论，并告诫人们"欲有所忌""欲有所避"，阴阳和合应避忌各种有害因素，明确指出节欲保精为长寿之要。

李氏"欲不可绝"的论断，既反映了社会伦理的需求，又揭示了生命内在的规律。但李氏并没有在如何满足不绝的欲望上立言，而是立意在如何应对或控制不绝的欲望，提出"圣人不绝和合之道，但贵于闭密，以守天真"的主张。具体如何"闭密守真"，交合有度，关键在于"欲不可早""欲不可纵""欲不可强"的"三不可"。欲不可早者，"男破阳太早，则伤其精气；女破阴太早，则伤其血脉"。欲不可纵者，"恣意极情，不知自惜，虚损生也。譬如枯朽之木，遇风则折；将崩之岸，值水先颓"。这些告诫之言，足可振聋发聩。尤其是欲不可强，李氏直言"强勉房劳者，成精极，体瘦，尪羸，惊悸，梦泄，遗沥，便浊，阴痿，小腹里急，面黑，耳聋"等种种不良后果，使人警醒惕怖，不可不慎。

至于"欲有所忌""欲有所避"，李氏更是列举了种种不利于交合的条件或因素，意在使人周知避慎。在欲有所忌方面，凡饮食过度、大醉之后、忿怒之中、恐惧之际、远行疲乏、月事未绝、隐忍小便、金疮未愈、时病未复，均当戒忌入房；而在欲有所避方面，举凡大寒大热、大风大雨、大雾昏暝、雷电霹雳之候，朔望晦弦、衰败毒忌之时，以及日月星辰之下、神庙寺观之中、井灶圊厕之侧、冢墓尸枢之旁，均为不当之时空环境，不可有些许触犯。

应当说，无论是"三不可"之告诫，还是避忌之规劝，都是针对房事不当的教训总结。正反相成，目的自然还是维护节欲保精的主题，使房事活动成为健康生活的应然之义。

### 3. 起居养生思想

起居有常是养生的基本内容。本书卷二"地元之寿，起居有常者得之"篇，首先摘录老庄等各家名言，总论养生之道，接着引经据典从日常生活的各个方面详论养生之法。具体内容包括喜乐、忿怒、悲哀、思虑、忧愁、惊恐、憎爱、视听、疑惑、谈笑、津唾、起居、行立、坐卧、沐欲、洗面、栉发、大小便、衣着、天时避忌、四时调摄、旦暮避忌及杂忌各项，可谓面面俱到，大小无遗，强调养生要落实于日常生活的各个方面。

李氏的身屋之喻颇值玩味。一身如屋，日常之行为犹如风雨、虫蚁、鼠狗，无时不在剥蚀、蠹蛀、偷损之中，如何打理屋宇，使之完固无损，全在于心神之主宰。心神清净，主事精明，常加检饬，则门窗安好，墙垣无毁。在李氏列举的各项行为中，自喜乐至谈笑，多是情感情绪的反应，如视听谈笑，虽属于眼目口耳之官能，实亦发自心神之统领。因此，凡是情感思虑之事，总以调理心神为要。津唾、二便与汗出，当是生理代谢之自然，既不可强关抑忍，亦不能随意泄漏。至于起居沐浴、行立坐卧之间，更是事上功夫，需时时打磨，不可疏忽。四时调摄，旦暮避忌诸端，无非风雨关情、冷暖应心，谨小慎微，自可无恙。

### 4. 饮食养生思想

人以食为天，饮食养生是门大学问。本书卷三"人元之寿，饮食有度者得之"篇，首先引录《内经》、陶隐居等各家论述五味饮食的养生宜忌，指出各种不良的五味、饮食习惯对人体的损害与影响，接着载录150多种食物的不良影响，分为果实、米谷、菜蔬、飞禽、走兽、鱼类、虫类七大类，只书其损不书其益，提醒人们要充分认识各种食物的损害情况，是别具一格的食疗论著。

养生诸家论饮食多从正面立言，无外谨和五味、卫生有节之类，而李氏此篇则在人前立一巨镜，从反面映照各种难为人见的事实。不书其益，只书其损；不言其功，只言其过。让人们在大快朵颐、兴味遄飞之时，知膏粱之变、肥甘之害，确有当头棒喝之效。

### 5. 老年养生思想

本书卷四有"神仙救世却老还童真诀"篇，旨在阐述老年养生之道。首先指出："三元之道，所谓地元、人元，百二十岁之寿。得其术则得其寿矣。"但因"人昼夜动作，施泄散失元气，不满天寿，至六阳俱尽，即是全阴之人，易死也。若遇明师指诀，信心苦求，则虽百二十岁，犹可还乾"。所谓乾者，即元阳、真气。人如果能够保证元阳、真气充足，即使年已衰老，但通过真气还补也能返老还童。篇中载录的真诀是"滋补有药""导引有法""还元有图"，强调人40岁以后应适当进服补阳之药，行气导引，咽津按摩，并注意澄心修道，以天理制人欲就能延缓衰老，保持青壮年的精神风采。这些观点对于老年养生具有重要的指导意义。

值得指出的是，贵身重命，养生延寿，不仅是个人的一种生命态度，也是涉及家庭事亲奉孝的一种伦理责任。故李氏开卷即言："然则人身岂易得哉！鞠育之恩，又岂浅浅哉！夫以天地父母之恩，生此不易得之身，至可贵至可宝者。五福一曰寿而已。既得其寿，则富贵利达，致君泽民，光前振后。凡所以掀揭宇宙者，皆可为也。盖身者，亲之身，轻其身，是轻其亲矣。安可不知所守，以全天与之寿，而有以尽事亲之大乎？"因此，重视养生，延年益寿，本来就是社会之规定，人伦之要求，哪里只是老年人的事呢？

### 6. 阴德养生思想

以德养生是传统养生的一大特色。本书卷五"神仙警世"篇强调"养生，以不损为延年之术"，居安思危，戒慎谨处乃养生之根本。接着"阴德延寿论"则强调积德行善，广种福田，自可身心两悦，延年益寿。最后为"函三为一图歌"，之后的图题点明"行天之健，应地无疆"的归旨，揭示能与"天地相周旋"，自可达到三元百八十的寿年。

"祸福相倚，因果相随"。有关善恶报应的问题是中国传统文化中儒、道、释三家都感兴趣的话题。儒家讲："积善之家，必有余庆；积不善之家，必有余殃。"道家讲："人行阳德，人自报之；人行阴德，鬼神报之。人行阳恶，人自报之；人行阴恶，鬼神害之。"释家讲："一切诸果，皆从因起；一切诸报，皆从业起。"老百姓则讲"人在做，天在看""举头三尺有神明""善有善报，恶有恶报，不是不报，时辰未到"。因此，养生重在积德累善，"不以小恶为无害而不去，不以小善为无益而不为"，更应当处安虑危，防患补益，在道德培植、精神涵养上下功夫，以达到德寿双臻的境界。

### 三、学习要点

#### 1. 了解本书特色

本书的突出特色是正言反说，与一般的养生书相比，讲宜的少，讲忌的多，告诫人们在日常的生活行为中应该注意些什么，哪些行为是不利于养生的。俗话说水能载舟亦能覆舟，事情总有两面性，万物皆利弊相随。中医养生强调"人以天地之气生，四时之法成""天食人以五气，地食人以五味"。然人在天地气交之中，由于禀赋不同、体质有异，适应性、耐受性各不相同，难免有不同的身心感受，甚而造成不同的生理病理变化。何况天地有变故，时空有转换，对人的影响亦古今有别，四方殊异。本书所载种种避忌戒慎之事，即使不是古人的血泪教训，也可能是世上的难堪记录。"战战兢兢，如履薄冰"，当我们谨小慎微之时，即是体道悟真之刻。因此，《三元延寿参赞书》就像一面镜子，当我们看不到自己的脸庞时，自然就会去照镜子，书上记载的那些反面形象，正是我们容易忽视的"脸庞"。

#### 2. 掌握本书重点

本书的重点内容主要在前 3 卷，主要阐述三元之说的内涵及实现三元之寿的途径与方法。李氏认为"精气不耗""起居有常""饮食有度"乃养生之纲要。姚辙序称该书"首以三元一定之数为纲，继以起居饮食之节为目"，纲举目张，执简驭繁，只要抓住了这个纲要就把握住了养生益寿的核心。卷一讲房事之道关键在节欲保精，只要精气不耗，真元不散，就有长寿之根本。卷二讲日常起居调摄，重点在精神情绪与日常行为的管理，强调心神的主宰作用，心神精明则屋宇坚固，身心康强。卷三讲饮食损益，重点提醒防患食物之损。3 卷格调一致，正言反说，教诫之语不绝于篇，值得深思感悟。

蒋力生　叶明花
**2020 年 6 月**

1. 版本选择　　《三元延寿参赞书》现存版本主要有《正统道藏》本、明万历间胡文焕所刊《格致丛书》本及《寿养丛书》本等。本次整理点评以影印明《正统道藏》本为底本，以中医古籍出版社影印清人精抄《寿养丛书》本为主校本。

　　2. 原书底本为繁体竖排，今改为简体横排，繁体字改为简化字，正文中夹有小字注时仍为小字排版；原书中表示行文前后位置之"左""右"，径改为"下""上"。

　　3. 校勘以对校、本校为主，辅以他校，慎重使用理校。凡底本有误者，从校本改后出注；文字互异者，不改底本，出注说明。具体校勘时，根据下列文字现象，区别处理：①凡底本因写刻时笔画小误所致的错别字径改不出注，非写刻时笔画小误所致的错别字改动后出注说明。②异体字、俗体字径改为规范正体字，不出注。③凡脱、衍、残、疑或避讳字，或补，或删，或改，或保留原字，均出注说明。

# 三元延寿参赞书序 | ◉

    达为良相，未达为良医，先正语也。辅佐天子，使膏泽沐于黎庶，宰相之职；体国惠民，使疾苦转为欢欣，医者之事。然苟德泽所加，刀圭所济，止于暂而不传于久，则不足以称良之名。惟夫利用厚生，天下自任，制礼作乐，布在方册，千万世之下受其赐者，如亲见皋、夔、稷、契、伊、周。明脉病证治，而密知井输荥经合而针，具载方书，千万世之下受其惠者，如亲见雷公、岐伯、附俞、仓扁。此医相之所以为良也欤！

    余自福建道奉诏入觐，远涂顿疾，屡药未应，至饶州石门，闻池州建德有儒医李澄心，疾驰以召，至而诊曰：可谓果一药愈。他日，论养生术，曰：已撰集《三元延寿参赞书》五卷，《救急方》一集，欲锓诸梓，以为天朝跻民寿域之助。观其书则奇而法，其用心活人如此，可谓医之良者矣。余嘉之，就成其志，以寿其传。卫生者，宜争先快睹云。

至元辛卯冬仲上浣荣禄大夫福建等处

行尚书省平章政事唐兀觯序

夭寿不贰，修身以俟之，学者事也。是编所载，皆惩忿窒欲之类，其亦修身之要欤！锓之梓，以广其传。读者其勿以浅近而忽之。

至元四年戊寅良月望日
亚中大夫嘉兴路总管兼管内劝农事和元杲跋

余友李澄心，曩寻母数百里外，适母家多难，以药活二十八人，时未深乎医，尝以倖为慊，求正于余。余敬爱之，为无隐焉。然其天性颖悟，有言必觉，又心不苟取，不倦医，以是活人也多。皓首相逢，曰医之功大矣。然耳目所及，焉得人人而济之，伊欲咸知自卫，使疾寡而不俟脉药可乎。出书以示，观之真卫生宝也。就为校正，勉以锓梓曰：子自是遇矣。

　　　　**谩记岁月至元辛卯良月日庐山近讷叶应和跋**

澄心老人作《三元参赞书》以示余，观其自叙云：他书可有也，可无也，此书可有也，必不可无也。初则疑焉，及反复读之，始如菽粟之甘，非识正味者不嗜也。自后世金丹、吐纳、熊经、鸟伸之说行，其视上古圣人所谓法于阴阳、和于术数、起居有常、不妄作劳者，漠然而不加省，举世皆然也。今是书之作，传闻有异，首以三元一定之数为纲，继以起居饮食之节为目。凡经书之要旨，传记之附载，方书之禁忌，卦画之图说，条列章灼，使人晓然于日用之间，而每致夫戒慎之心，使物欲之伐不行于内，六气之沴不乘于外，则心平气和，盎然如四时之春，熏陶涵养，以求合乎古道之自然。所谓三元之寿者，庶可冀其仿佛也。诗云：溯洄从之，道阻且长；溯游从之，宛在水中央。则是书之谓矣。所谓必不可无者，岂妄言哉！澄心求跋，缀此数语于后云。

**　　　　　　　　至元壬辰春既望竹居道人姚辙书**

《三元延寿参赞书》九华李澄心寻母之淮，道遇至人所授者也。既得其经，乃凡而传之，以古圣贤神仙之语，一是本诸人情，以奉天道，所谓愚不肖，可以与能焉，可以与行焉，是则参赞之大者也。爰赞厥志，为寿诸枣，以惠圣天子之元元云。

**至元壬辰季春上浣朝列大夫饶州路总管兼管内劝农事塔海序**

儒医澄心李君教人卫生，而名其书曰《参赞》。大哉言乎，非取中庸，所谓赞化育参天地者乎。天地以生生为心，人能助天地之生生，则可与天地并立而为三，此吾道大功用也。天下固无二道，然医家者流，本无是言，非儒而医者，奚足以知之。世俗业医，名为活人，其实常欲其术之售，或盱盱然，惟恐众生之不病。今澄心之书，顾乃切切然，惟恐众生之有病。自今家有是书，人用是说，各自爱其天地父母之身，则亦无所事于医矣。众人之医，以医为功，澄心之医，独以无病可医为功。切意神圣工巧，虽若秦越人、淳于意、华佗、褚澄辈，论其用心，犹恐未及于是。仁矣哉！澄心之为心也。书有诸公题跋，乃复征于同府一语，以模写其心事。予不能作医家语，辄以儒家语系其后。

至元甲午立冬豫意周天骥书

黄帝问岐伯曰：余闻上古之人，春秋皆度百岁而动作不衰，今时之人，年至半百而动作皆衰，时世异耶？人将失之耶？岐伯对曰：上古之人，其知道者，法于阴阳，和于术数，食饮有节，起居有常，不妄作劳，故能形与神俱，而尽终其天年。今时之人不然也，以酒为浆，以妄为常，以欲竭其精，以耗散其真，不知持满，不时御神，务快其心，逆于生乐，故半百而衰也。又曰：知之则强，不知则老，知则耳目聪明，身体轻健，老者复壮，寿命与天地无穷。此仆养生延寿之书所由作欤。

所谓养生者，既非炉鼎之诀，使惮于金石之费者不能为，又非吐纳之术，使牵于事物之变者不暇为。郭橐驼有云：驼非能使木寿且孳也，以能顺木之天而致其性焉耳。仆此书，不过顺夫人之天，皆日用而不可缺者。故他书可有也，可无也。此书则可有也，必不可无也。

仆生甫二周，而生母迁于淮，比壮，失所在，哀号奔走淮东西者凡三年，天悯其衷，见母于蕲之罗田。自是岁一涉淮。一日道出庞居士旧址，遇一道人绿发童颜，问其姓，曰宫也，问所之，曰采药，与语移日，清越可喜，同宿焉。道人夜坐达旦，问其齿，九十余矣。诘其所以寿，曰：子闻三元之说乎？时匆匆不暇扣。后十年戊辰，试太学至礼部，少憩飞来峰下，忽复遇其人，貌不减旧，始异之，携手同饮，因诘向语。道人曰：此常理耳。余稽首请之。曰：人之寿，天元六十，地元六十，人元六十，共一百八十岁。不知戒慎，则日加损焉。精气不固，则天元之寿减矣。谋为过当，则地元之寿减矣。饮食不节，则人元之寿减矣。当宝啬而不知所爱，当禁忌而不知所避，神日以耗，病日以来，而寿日以促矣。其说皆具见于黄帝岐伯《素问》，老聃、庄周及名医书中，其与孔、孟无异。子归以吾说求之，无他术也。复为余细析其说，且遗以二图，余再拜谢。蚤夜以思之，前之所为，其可悔者多矣。于是以其说搜诸书，集而成编，以自警焉。

仆年七十，父年且九十一矣。蒙恩免役侍奉，他无以仰报明时，愿镂诸梓，与众共之，庶读者详焉。不敢以父母遗体行殆，安乐寿考，以泳太平，似于天朝好生之德，不为无补云旨。

**至元辛卯岁菊月吉旦九华澄心老人李鹏飞序**

# 三元延寿参赞书卷之一

九华澄心老人李鹏飞集

## 人说

天地之间人为贵，然囿于形而莫知其所以贵也。头圆象天，足方象地，目象日月，毛发肉骨象山林土石。呼为风，呵为露，喜而景星庆云，怒而震霆迅雷，血液流润而江河淮海。至于四肢之四时，五脏之五行，六腑之六律。若是者，吾身天地同流也，岂不贵乎？

按藏教，父母及子相感，业神入胎，地水火风，众缘和合，渐得生长。一七日，如藕根。二七日，如稠酪。三七日，如鞋袜。四七日，如温石。五七日，有风触胎名摄提，头及两臂、胫，五种相现。六七日，有风名旋转，两手足四相现。七七及八七日，手足十指，二十四相现。九七日，眼、耳、鼻、口及下二穴大小便处，九种相现。十七日，有风名普门，吹令坚实，及生五脏。十一七日，上下气通。十二七日，大小肠生。十三七日，渐知饥渴，饮食滋味，皆从脐入。十四七日，身前身后，左右二边，各生五十条脉。十五七日，又生二十条脉。一身之中，共有八百吸气之脉，至是皆具。十六七日，有风名甘露，安置两眼，通诸出入息气。十七七日，有风名毛拂，能令眼、耳、鼻、口、咽喉、胸臆，一切合入之处，皆得通滑。十八七日，有风名无垢，能令六根清净。十九七日，眼、目、鼻、舌，四根成就，得三种报，曰身、命、意。二十七日，有风名坚固，二脚二手，二十指节，至一身二百大骨及诸小骨，一切皆生。二十一七日，有风名生起，能令生肉。二十二七日，有风名浮流，能令生血。二十三七日，生皮。二十四七日，皮肤光悦。二十五七日，血肉滋润。二十六七日，发毛、爪甲皆与脉通。二十七七日，发毛、爪甲，悉皆生就。二十八七日，生屋、宇、园、池、河等八想。二十九七日，各随自业，或黧或白。三十七日，黧白相现。三十一七日至三十四七日，渐得增长。三十五七日，肢体具足。三十六七日，不乐住腹。三十七七日，生不净、臭秽、黑暗三想。三十八七日，有风名蓝花，能令长伸两臂，转身向下。次有趋下风，能令足上首下，以向生门。是时也，万神必唱，恭而生男；万神必唱，奉而生女。至于五脏六腑、筋骨髓脑、皮肤血脉、精脏、水脏，二万八千形影，一万二千精光，三万六千出入，八万四千毛窍，莫不各有其神以主之。然则人身岂易得哉！鞠育之恩，又岂浅浅哉！

夫以天地父母之恩，生此不易得之身，至可贵至可宝者，五福一曰寿而已。既得其寿，则富贵利达，致君泽民，光前振后，凡所以掀揭宇宙者，皆可为也。盖身者，亲之身。轻其身，是轻其亲矣。安可不知所守，以全天与之寿，而有以尽事亲之大乎？

或曰：婴孺之流，天真未剖，禁忌饮食，又无所犯，有至夭枉者，何欤？曰：此父母之过也。为父母者，或阳盛阴亏，或阴盛阳亏，或七情郁于内，或八邪袭于外，或母因胎寒而饵暖药，或父以阴萎而饵丹药，或胎元既充，淫欲未已，如花伤培，结子不实。既产之后，禀赋怯弱，调养又失其宜，骄惜太过。睡思既浓，尚令咀嚼；火合既暖，犹令饮酌；厚衾重覆，且令衣着；抚背拍衣，风从内作；指物为虫，惊因戏谑；危坐放手，我笑渠恶；欲令喜笑，胁肋指龊；雷鸣击鼓，且与掩耳；眠卧过时，不令早起；饮食饱饫，不与戒止；睡卧当风，恐吓神鬼；如此等事，不一而已。斯言也，演山省翁之至言也。父母者，因是而鉴之，则后嗣流芳，同此一寿，岂不伟欤。

【点评】人承天地之大德曰生。本篇开端即把人的头足、眼睛、骨肉毛发、气息、情志、精血比作天地、日月、林石、风露、气象、江海，揭示人与自然是有机统一的整体。接着援引《佛说入胎经》类释典的记述，阐释人体从胎孕到娩出约经 38 个七日的生长发育过程，点明"天地父母之恩，生此不易得之身"。继而强调将养之重要，指出稍有不慎就可能造成身体的种种损害。综观全篇之旨，意谓人生多艰，敬畏生命，珍惜生命，全天之寿，养身待为，才是生命的真正意义所在。

## 天元之寿，精气不耗者得之

男女居室，人之大伦，独阳不生，独阴不成，人道有不可废者。庄周乃曰：人之可畏者，衽席之间，不知戒者，过也。盖此身与造化同流，左为肾属水，右为命门属火。阳生于子，火实藏之，犹北方之有龟蛇也。膀胱为左肾之腑，三焦为右肾之腑。三焦有脂膜如掌大，正与膀胱相对，有二白脉自中而出，夹脊而上贯于脑。上焦在膻中，内应心；中焦在中脘，内应脾；下焦在脐下，即肾间动气，分布人身。方其湛寂，欲念不兴，精气散于三焦，荣华百脉。及欲想一起，欲火炽然，翕撮至焦，精气流溢，并从命门输泻而去。可畏哉！嗟夫，元气有限，人欲无涯。火生于木，祸发必克。尾闾不禁，沧海以竭。少之时，血气未定，既不能守夫子在色之戒，及其老也，则当寡欲闲心，又不能明列子养生之方，吾不知其可也。麻衣道人曰：天、地、人，等列三才。人得中道，可以学圣贤，可以学神仙。况人之数多①于天地万物之数。但今之人，不修人道，贪爱嗜欲，其数消减，只与物同也，所以有老病夭殇之患。鉴乎此，必知所以自重，而可以得天元之寿矣。

【点评】男女相交，阴阳相合，此为"人道"。精气不可耗散，须常保之；肾与脑相通，任何嗜欲淫惑皆会焚精散气，动摇封藏。然元气有限而嗜欲无穷，故养生之道重在保精，而保精之要在于寡欲，寡欲闲心方能牢固封藏，精神旺健。人若想获得天元之寿，固藏精气至关重要。当今之人嗜欲无穷，荒淫无度，故疾病缠身，半百而衰，应当引以为戒，不可不慎。

## 欲不可绝

黄帝曰：一阴一阳之谓道，偏阴偏阳之谓疾。又曰：两者不和，若春无秋，若冬无夏。因而和之，是谓圣度。圣人不绝和合之道，但贵于闭密，以守天真也。

---

① 多：原脱，据胡本补。

《素女》曰：人年二十者，四日一泄；三十者，八日一泄；四十者，十六日一泄；五十者，二十日一泄。此法语也。所禀者厚，食饮多，精力健，或少过其度。譬之井焉，源深流长，虽随汲随满，犹惧其竭也。若所禀者薄，元气本弱，又食减，精耗损，强而为之，是怯夫而试冯妇之术，适以毙虎牙耳。

《素女》曰：人年六十者，当闭精勿泄。若气力尚壮盛者，亦不可强忍。久而不泄，致生痈疾。

彭祖曰：男不可无女，女不可无男。若念头真正，无可思者大佳，长年也。又曰：人能一月再泄精，一岁二十四泄，得寿二百岁。

《名医论》曰：思欲无穷，所愿不得，意淫于外，为白淫而下。因是入房太甚，宗筋纵弛。

书云：男子以精为主，女子以血为主。故精盛则思室，血盛则怀胎。若孤阳绝阴，独阴无阳，欲心炽而不遂，则阴阳交争，乍寒乍热，久而为劳。富家子唐靖，疮发于阴，至烂。道人周守真曰：病得之欲泄而不可泄也。《史记》济北王侍人韩女，病腰背痛，寒热。仓公曰：病得之欲男子不可得也。

【点评】禁欲既违反自然之道又有悖人性，有损健康。本篇明确提出"欲不可绝"的思想主张，并引黄帝之语，根据阴阳平衡的原理，从人体生理角度来论证房事生活是人类的正常需求，指出男女阴阳不交违背自然之理，轻者伤身生疾，重则致早夭病亡。

## 欲不可早

齐大夫褚澄曰：羸女则养血，宜及时而嫁；弱男则节色，宜待壮而婚。

书云：男破阳太早，则伤其精气；女破阴太早，则伤其血脉。

书云：精未通而御女，以通其精，则五体有不满之处，异日有难状之疾。

书云：未笄之女，天癸始至，已近男色，阴气早泄，未完而伤。

书云：童男室女，积想在心，思虑过当，多致苛损。男则神色先散，女则月水先闭。

【点评】欲望乃人类天性，但过早交合不仅会导致伤阴破阳，更会致人体弱易感，妨碍生长，甚至伤其本元，贻害无穷。故曰"天以时而健，人以时而全"，万物生长发育皆有时辰规律，若不遵守生长规律则半百而衰，甚则夭亡。

# 欲不可纵

《黄庭经》曰：长生至慎房中急，何为死作令神泣。

彭祖曰：上士异床，中士异被。服药千裹，不如独卧。

老君曰：情欲出于五内，魂定魄静，生也。情欲出于胸臆，精散神惑，死也。

彭祖曰：美色妖丽，娇妾盈房，以致虚损之祸，知此可以长生。

《阴符经》曰：淫声美色，破骨之斧锯也。世之人，若不能秉灵烛以照迷情，持慧剑以割爱欲，则流浪生死之海，害生于恩也。

全元起曰：乐色不节则精耗，轻用不止则精散。圣人爱精重施，髓满骨坚。

书云：年高之时，血气即弱，觉阳事辄盛，必慎而抑之，不可纵心竭意。一度不泄，一度火灭；一度火灭，一度增油。若不制而纵情，则是膏火将灭，更去其油。

《庄子》曰：嗜欲深者，其天机浅。

《春秋》：秦医和视晋侯之疾，曰：是谓近女室，非鬼非食，惑以丧志。公曰：女不可近乎？对曰：节之。

《玄枢》曰：元气者，肾间动气也。右肾为命门，精神之所舍，爱惜保重，荣卫周流，神气不竭，可与天地同寿。

《元气论》曰：嗜欲之性，固无穷也。以有极之性命，逐无涯之嗜欲，亦自毙之甚矣。

《仙经》云：无劳尔形，无摇尔精。归心静默，可以长生。经颂云：道以精为宝，宝持宜秘密。施人则生人，留己则生己。结婴尚未可，何况空废弃。弃损不觉多，衰老而命坠。

《仙书》云：阴阳之道，精液为宝。谨而守之，后天而老。

书云：声色动荡于中，情爱牵缠，心有念，动有着，昼想夜梦，驰逐于无涯之欲，百灵疲役而消散，宅舍无宝而倾颓。

书云：恣意极情，不知自惜，虚损生也。譬如枯朽之木，遇风则折；将溃之岸，值水先颓。苟能爱惜节情，亦得长寿也。

书云：肾阴内属于耳中，膀胱脉出于目眦。目盲所视，耳闭厥聪，斯乃房之为患也。

书云：人寿夭，在于搏节。若将息得所，长生不死。恣其情，则命同朝露。

书云：欲多则损精。人可保者命，可惜者身，可重者精。肝精不固，目眩无光；肺精不交，肌肉消瘦；肾精不固，精气减少；脾精不坚，齿发浮落。若耗散真精不已，疾病随生，死亡随至。

神仙可惜许歌曰：可惜许，可惜许，可惜元阳宫无主。一点既随浓色炉，百神泣送精光去。三尸喜，七魄怒，血败气衰将何补。尺宅寸田属别人，玉炉丹灶阿谁主。劝世人，休恋色，恋色贪淫有何益。一神去后百神离，百神去后人不知。几度待说说不得，临时下口泄天机。

【点评】本篇首先指出房室有度、节欲保精的必要性。人"元气有限，人欲无涯""尾闾不禁，沧海以竭"，如果"不修人道，贪爱嗜欲"，其寿数消减，"天元之寿"就难以达到。故曰天元之寿唯精气不耗者得之。

## 欲不可强

《素问》曰：因而强力，肾气乃伤，高骨乃坏。注云：强力，入房也。强力入房，则精耗，精耗则肾伤，肾伤则髓气内枯，腰痛不能俯仰。

《黄庭经》云：急守精室勿妄泄，闭而宝之可长活。

书云：阴痿不能快欲，强服丹石以助阳，肾水枯竭，心火如焚，五脏干燥，消渴立至。近讷曰：少火不能灭盛火，或为疮疡。

书云：强勉房劳者，成精极，体瘦，尪羸，惊悸，梦泄，遗沥，便浊，阴痿，小腹里急，面黑，耳聋。真人曰：养性之道，莫强所不能堪尔。《抱朴子》曰：才不逮强思之，力不胜强举之，伤也甚矣。强之一字，真戕生伐寿之本。夫饮食所以养生者也，然使醉而强酒，饱而强食，未有不疾，以害其身，况欲乎！欲而强，元精去，元神离，元气散，戒之。

【点评】所谓"欲不可强"是指男女在交合之时不可不顾体力

和情感而勉强为之。"养性之道，莫强所不能堪尔"。"欲而强，元精去，元神离，元气散，戒之"。因此，阴阳交合不可强勉，强力入房则精耗，精耗则肾伤，肾伤则髓气内枯，腰痛不能俯仰。

# 欲有所忌

书云：饱食过度，房室劳损，血气流溢，渗入大肠，时便清血，腹痛，病名肠癖。

书云：大醉入房，气竭肝伤。丈夫则精液衰少，阴痿不起。女子则月事衰微，恶血淹留，生恶疮。

书云：然烛行房，终身之忌。

书云：忿怒中尽力房事，精虚气节，发为痈疽。恐惧中入房，阴阳偏虚，发厥，自汗盗汗，积而成劳。

书云：远行疲乏入房，为五劳虚损。

书云：月事未绝而交接，生白驳。又冷气入内，身面萎黄，不产。

书云：金疮未差而交会，动于血气，令疮败坏。

书云：忍小便入房者，得淋，茎中痛，面失血色，或致胞转，脐下急痛死。

书云：或新病可而行房，或少年而迷老世，事不能节减，妙药不能频服，因兹致患，岁月将深，直待肉尽骨消，返冤神鬼。故因油尽灯灭，髓竭人亡。添油灯壮，补髓人强，何干鬼老来侵，总是自招其祸。

书云：交接输写①，必动三焦，心脾肾也。动则热而欲火炽，因入水，致中焦热郁，发黄。下焦气胜，额黑。上焦血走，随瘀热行于大便，黑溏。男女同室而浴者，多病此。

书云：服脑麝入房者，关窍开通，真气走散。重则虚眩，轻则脑泻。

本草云：多食葫行房，伤肝，面无光。

书云：入房汗出，中风为劳风。

书云：赤目当忌房事，免内瘴。

书云：时病未复作者，舌出数寸死。《三国志》子献病已差，华佗视脉曰：尚虚，未复，勿为劳事，色复即死，死当舌出数寸。其妻从百里外省之，止宿交接，三日病发，一如佗言，可畏哉。

【点评】健康的性生活不但为人类所必需，而且还有利于男女双方身心健康。但如果不懂得房中宜忌，图一时之快，鲁莽行事，往往会造成人为损伤。

# 欲有所避

孙真人曰：大寒与大热，且莫贪色欲。

书云：凡大风，大雨，大雾，雷电，霹雳，日月薄蚀，虹霓地动，天地昏冥，日月星辰之下，神庙寺观之中，井灶圃厕之侧，冢墓尸柩之傍，皆所不可犯。若犯女，则损人神。若此时受胎，非止百倍损于父母，生子不仁、不孝，多疾不寿。

---

① 写：通"泻"。

唐·魏证①，令人勿犯长命及诸神降日。犯淫者促寿。及《保命诀》所载：

朔日减一纪，望日减十年，晦日减一年。初八上弦，二十三下弦，三元减五年。二分二至二社，各四年。庚申、甲子、本命减二年。正月初三，万神都会，十四、十六三官降，二月二日万神会，三月初九牛鬼神降，犯者百日中恶。四月初四万佛善化，犯之失瘖。初八夜善恶童子降，犯者血死。五月三个五日、六日、七日为九毒日，犯者不过三年。十月初十夜西天王降，犯之一年死。十一月一十五日掠剩大夫降，犯之短命。十二月初七夜，犯之恶病死。二十日天师相交行道，犯之促寿。每月二十八人神在阴，四月、十月阴阳纯用事，已上日辰，犯淫且不可，况婚姻乎。按《庚申论》曰：古人多尽天数，今人不终天年，何则？以其罔知避慎，肆情恣色，暗犯禁忌，阴司减其龄算。能及百岁者，几何人哉？蜀王孟昶纳张丽华于观侧，一夕迅雷电火，张氏殒。道士李若冲于上元夜见殿上有朱履衣冠之士，面北而立，廊下罗列罪人，有女子甚苦，白其师唐洞卿。师曰：此张丽华也。昔宠幸于此，亵渎高真所致。由是观之，天地间禁忌，不可犯也。

【点评】养生家认为行房时不仅要有人事禁忌，而且对时间、场所等选择也应有所规避，即所谓"欲有所避"。环境的变化必然会影响到人体器官的生理功能。气候适宜，环境幽雅，对房事有利。从生理上讲，如果外界气候变化剧烈，超出了人体的适应能力，就会破坏人体阴阳平衡，致人气血逆乱，邪气极易侵入人体，导致疾患。另外，从心理上看，外界气候的变化或环境的不利因素也会直接影响行房时男女双方的情绪，致人心神不宁、惊悸、烦躁郁闷等，不利于身心健康和优生优育。

---

① 证：胡本作"征"。

# 嗣续有方

建平孝王妃姬等，皆丽无子，择良家未筓女入内，又无子。问褚澄曰：求男有道乎？澄曰：合男女，必当其年。男虽十六而精通，必三十而娶，女虽十四而天癸至，必二十而嫁，皆欲阴阳完实，然后交合，合而孕，孕而育，育而子壮，强寿。今也不然，此王之所以无子也。王曰：善。未再期，生六男。

书云：丈夫劳伤过度，肾经不暖，精清如水，精冷如冰，精泄聚而不射，皆令无子。近讷曰：此精气伤败。

书云：女人劳伤气血，或月候愆期，或赤白带下，致阴阳之气不和，又将理失宜，食饮不节，乘风取冷，风冷之气乘其经血，结于子脏，皆令无子。

书云：月候一日至，三日子门开，交则有子。过四日则闭而无子。又经后一日、三日、五日受胎者皆男，二日、四日、六日受胎者皆女。过六日胎不成。

凌霄花，凡居忌种此，妇人闻其气，不孕。

【点评】凡欲得子必待男女精气充盈，待时而合。男子三十精满畅达，女子二十月信守期，此时交合，孕育子壮。若操劳过度或外邪入侵，则精血不调，营卫不和，精神不振，此时强行交合，难以成孕或孕子欠健。故求子忌心切，必待时而成。

# 妊娠所忌

《产书》云：一月足厥阴肝养血，不可纵怒，疲极筋力，冒触邪风。二月足少阳胆合于肝，不可惊动。三月手心主，右肾养精，不可纵欲，悲哀，触冒寒冷。四月手少阳三焦合肾，不可劳逸。五月足太阴脾养肉，不可妄思，饥饱，触冒脾湿。六月足阳明胃合脾，不得杂食。七月手太阴肺养皮毛，不可忧郁，叫呼。八月手阳明大肠合肺以养气，勿食燥物。九月足少阴肾养骨，不可怀恐，房劳，触冒生冷。十月足太阳膀胱合肾，以太阳为诸阳主气，使儿脉缕皆成，六腑调畅，与母分气，神气各全，俟时而生。所以不说心者，以心为五脏主，如帝王不可有为也。若将理得宜，无伤胎脏。又每月不可针灸其经，如或恶食，但以所思物与之食必愈。所忌之物，见食物门中。

《太公胎教》云：母常居静室，多听美言，讲论诗书，陈说礼乐，不听恶言，不视恶事，不起邪念，令生男女福寿，敦厚，忠孝两全。

演山翁云：成胎后，父母不能禁欲，已为不可。又有临产行淫，致其子头戴白被而出，病夭之端也。

【点评】妇女妊娠禁忌颇多，本篇针对十月怀胎的各个阶段提出了妊娠禁忌的多项要求。总的来说需要重视五脏的保养和情志的调摄。而所引《太公胎教》之言对于优孕优生有很大的指导价值。

# 婴儿所忌

书云：儿未能行，母更有娠，儿饮妊乳，必作魃病，黄瘦骨立，发热，发落。

书云：小儿多因缺乳，吃物太早，又母喜嚼食喂之，致生病。病羸瘦，腹大，发竖，萎困。

《养子直诀》云：吃热莫吃冷，吃软莫吃硬，吃少莫吃多。<sub>真妙法也。</sub>

书云：母泪勿坠子目中，令目破生翳。

《锁①碎录》云：小儿勿令指月，生月蚀疮。勿令就瓢及瓶中饮水，令语讷。又衣服不可夜露。

【点评】婴儿本质娇弱，为纯阳之体，易受外邪侵袭，且脾胃尚弱，将养调摄更须慎之又慎。尤其篇中提到的"小儿多因缺乳，吃物太早，致生疳病"，对于母乳喂养不够的提醒至今仍值得重视。

---

① 锁：胡本作"琐"，当从。下同。

# 三元延寿参赞书卷之二

九华澄心老人李鹏飞集

## 地元之寿，起居有常者得之

人之身，仙方以屋子名之。耳眼口鼻，其窗牖门户也。手足肢节，其栋梁榱桷也。发毛体肤，其壁瓦垣墙也。曰气枢，曰血室，曰意舍，曰仓禀玄府，曰泥丸绛宫，曰紫房玉阙，曰十二重楼，曰贲门，曰飞门，曰玄牝等门，盖不一也，而有主之者焉。今夫屋，或为暴风疾雨之所飘摇，蟊虫蚁蠹之所侵蚀，或又为鼠窃狗盗之所损坏，苟听其自如而不之检，则日积月累，东倾西颓而不可处矣。盖身者，屋也。心者，居屋之主人也。主人能常为之主，则所谓窗户栋榱垣壁皆完且固，而地元之寿可得矣。

【点评】身如屋宇，心为主人。屋宇日常风雨飘摇，为虫蚁侵蚀、鼠窃狗盗，不加检修，必不可处。心神作为"房屋之主"，日常勤为检饬则屋宇清新，久居不危。因此，若想获得地元之寿，"起居有常"就是颠扑不破的真理。

23

# 养生之道

《老子》曰：人生大期，百年为限。节护之者，可至千岁，如膏之小炷与大耳。众人大言而我小语，众人多烦而我少记，众人悖暴而我不怒。不以人事累意，淡然无为，神气自满，以为不死之药。

《庄子》曰：能尊生者，虽富贵不以养伤身，虽贫贱不以利累形。今世之人，居高年尊爵者，皆重失之。

《孙真人铭》曰：怒甚偏伤气，思多太损神。神疲心易役，气弱病相萦。勿使悲欢极，当令饮食均。再三防夜醉，第一戒晨嗔。亥寝鸣云鼓，晨兴漱玉津。妖邪难犯己，精气自全身。若要无诸病，常当节五辛。安神宜悦乐，惜气保和纯。寿夭休论命，修行本在人。若能遵此理，平地可朝真。

书云：未闻道者，放逸其心，逆于生乐。以精神循①智巧，以忧畏循得失，以劳苦循礼节，以身世循财利，四循不置，以为之病矣。

陶隐居云：万物惟人灵且贵，百岁光阴如旅寄。自非留意修养中，未免疾苦为身累。

【点评】养生的不传之秘在于无为。不以外物之事强加于心，不以纵情享乐放纵于心，不以喜怒情欲苦累于心，追求内心的安静祥和，恬淡从容，自然就能精神饱满，抵御外邪，寿养延年。

---

① 循：通"徇"，下同。

# 喜乐

书云：喜乐无极则伤魄，魄伤则狂，狂者意不存，皮革焦。

书云：喜怒不节，生乃不固。和喜怒以安居处，邪僻不至，长生久视。

书云：喜怒不测，阴气不足，阳气有余，荣卫不行，发为痈疽。

《聚书》云：喜则气和性达，荣卫通行。然大喜伤心，积伤则损，故曰：少喜则神不劳。

《淮南子》曰：大喜坠阳。

唐·柳公度喜摄生，年八十余，步履轻健。或求其术，曰：吾无术。但未尝以元气佐喜怒，气海常温耳。

《东楼法语》曰：心喜则阳气散，是故抑喜以养阳气。

【点评】喜乐是人们内心愉悦的表达。适当地喜乐可使气和性达，荣卫通行，怡神豁达，但若喜乐过甚，则心阳耗散，癫狂失意，无所顾忌，骤然加害于身矣。

# 忿怒

书云：忿怒则气逆，甚则呕血。少怒则形佚，悁悁忿恨则损寿。怒目久视日月，则损明。

书云：大怒伤肝，血不荣于筋而气激矣。气激上逆，呕血飧泄，目暗，使人薄厥。

书云：切切忿怒，当止之。盛而不止，志为之伤。喜忘前言，腰背隐痛，不可以俯仰屈伸。

书云：多怒则百脉不定。又，多怒则鬓发焦，筋萎，为劳卒。不死，俟五脏传遍终死矣。药力不及，苟能改心易志，可以得生。

隐居云：道家更有颐生旨，第一令人少嗔恚。

书云：当食暴嗔，令人神惊，夜梦飞扬。

《淮南子》曰：大怒破阴。

《名医叙论》曰：世人不终耆寿，皆由不自爱惜，忿争尽意，聚毒攻神，内伤骨髓，外乏肌肉，正气日衰，邪气日盛，不异举沧波以注爝火，颓华岳以断涓流。

先贤诗曰：怒气剧炎火，焚和徒自伤。触来勿与竞，事过心清凉。

【点评】愤怒是人们发泄内心消极情绪的一种方式。适当地发怒可舒缓情绪，消忧解郁，但愤怒过甚则损害肝阴，致气逆呕血，伤及百脉。常言道"忍一时风平浪静，退一步海阔天空"，忍让是制怒的有力法宝。

## 悲哀

书云：悲哀，憔悴，哭泣，喘乏，阴阳不交，伤也。故吊死问病，则喜神散。

书云：悲哀动中则伤魂，魂伤则狂妄不精，久而阴缩，拘挛，两胁痛，不举。

书云：悲哀太甚，则胞络绝而阳气内动，发则心下溃，溲数血也。

书云：大悲伐性。悲则心系急，肺布叶举，上焦不通，荣卫不舒，热气在中，而气消。又云：悲哀则伤志，毛悴色夭，竭绝失生。

近讷云：肺出气，因悲而气耗不行，所以心系急而消矣。夫心主志，肾藏志。悲属商，因悲甚则失精，阴缩，因悲而心不乐，水火俱离，神精丧亡矣。

【点评】悲哀是人们遇到不顺心的事情时所产生的正常情绪，也是调节情绪的一种正常方式。但若悲哀过度则耗伤肺阴，致气消神疲，短气乏力，甚者魂伤狂妄。因此，悲哀之事不可久留于心，学会排解不失为养生之正见。

# 思虑

黄帝曰：外不劳形于事，内无思想之患，以恬愉为务，以自得为功，形体不敝，精神不散，可寿百数也。

彭祖曰：凡人不可无思，当渐渐除之。人身虚无，但有游气。气息得理，百病不生。又曰：道不在烦，但能不思衣，不思食，不思声色，不思胜负，不思失得，不思荣辱，心不劳，神不极，但尔可得千岁。

庚桑楚曰：全汝形，抱汝生，无使汝思虑营营。

《灵枢》曰：思虑怵惕则伤神，神伤则恐惧，自失破䐃，脱肉，毛悴色夭。

书云：思忧过度，恐虑无时，郁而生涎，涎与气搏，升而不降，为忧、气、劳、思、食五噎之病。

书云：思虑则心虚，外邪从之，喘而积气在中，时害于食。又云：思虑伤心，为吐衄，为发焦。

书云：谋为过当，食饮不敌，养生之大患也。诸葛亮遣使至司马营，懿不问戎事，但以饮食及事之繁简为问。使答曰：诸葛公夙兴夜寐，罚二十以上皆亲览焉。饮食不数升。懿曰：孔明食少事烦，其能久乎？后果然矣。

张承节云：劳，经言瘵证，有虫，患者相继，决无①是理。只譬如俗言，昔有一不晓事人，尝阴与一女人情密，忽经别离，念念不舍，失寐忘餐，便觉形容瘦悴，不偿所愿，竟为沉疴。

士人有观书忘食，一日有衣紫人立前曰：公不可久思，思则我死矣。问其何人？曰：我谷神也。于是绝思而食如故。盖思则气结，伏热不散，久而气血俱虚，疾至夭枉也。

【点评】思虑是人体对外界事物的认知过程，为探索外在事物的一种基本方式。思虑过度首伤心神，耗其阴血，导致心虚而外邪易犯，神伤易恐，甚至茶饭不思。故思虑有节，畅游无虑，少私寡欲，方是养生之道。


## 忧愁


《灵枢》曰：内伤于忧怒，则气上逆，上逆则六输不通，温气不行，凝血蕴里而不散，津液涩渗，著而不去，积遂成矣。

书云：忧伤，肺气闭塞而不行。又云：遇事而忧不止，遂成肺

---

① 决无：胡本作"诚有"。

劳，胸膈逆满，气从胸达背，隐痛不已。

书云：忧愁不解则伤意，恍惚不宁，四肢不耐。

书云：当食而忧，神为之惊，梦寐不安。

书云：女人忧思哭泣，令阴阳气结，月水时少时多，内热苦凝色恶，肌体枯黑。

书云：深忧重恚，寝息失时，伤也。

又云：久泣神悲感，大愁气不通，多愁则心慑①。

【点评】忧愁是人们遇事艰困，无法解决时的一种情绪反应。忧愁不仅会令肺气闭塞不行，逐成肺痨，还会伤脾，令人茶饭不思，四肢不举，夜卧不宁。女性在月事来临时忧愁不已更会导致月经紊乱。故及时止忧，去留无意，方能养和身心。

# 愁泣②

《真诰》曰：学生之法，不可泣泪及多唾泄，此皆为漏精损液，使喉脑大痛。是以真人、道士常吐纳咽味，以和六液。

又云：哭者亦趣死之音，哀者乃朽骨之大患，恐君子未悟之，相为忧耳。

《巢氏病源》曰：哭泣悲来。新哭讫不用即食，久成气病。不可泣泪，使喉涩大渴。愤懑伤神，神通于舌，损心则謇吃。

---

① 又云……多愁则心慑：此条原脱，据《格致丛书》本补。
② 愁泣：此篇原脱，据《格致丛书》本补。

【点评】哭泣乃人之常情，既可以是情感的抒发，也可以是诉求的表达。感时恨别、大喜过望，都可以泪如泉涌。同样的，喜极而泣，破涕为笑，也是常有的事。但无论是喜是悲，哭泣毕竟"漏精损液"，于养生大不利焉。

## 惊恐

书云：因事而有大惊恐，不能自遣，胆气不壮，神魂不安，心虚烦闷，自汗体浮，食饮无味。

书云：恐惧不解，则精伤，骨酸，痿厥，精时自下，五脏失守，阴虚气弱，不耐。

书云：惊则心无所倚，神无所归，虑无所定，气乃乱矣。

书云：大恐伤肾。恐不除则志伤，恍惚不乐，非长生之道。

书云：惊恐忧思，内伤脏腑，气逆于上，则吐血也。

书云：恐则精却，却则上焦闭，闭则气逆，逆则下焦胀，气乃不行。有妇人累日不产，以坐草太早，恐惧气结而然，遂与紫苏药破气，方得下。

书云：临危冒险，则魂飞。戏狂禽异兽，则神恐。

《淮南子》曰：大怖生狂。

高逢辰表侄尝游惠山，暮归，遇一巨人，醉卧寺门，惊悸不解，自是便溺，日五六十次。心、小肠，受盛府也。因惊而心火散失，心寒肾冷而然。其伤心伤肾之验欤。

有朝贵坐寺中，须臾雷击坐后柱且碎，而神色不动。又有使高丽者，遇风樯折，舟人大恐，其人恬然读书，如在斋阁。苟非所守如此，则其为疾当何如耶？

【点评】惊恐是人们对外界事物无所认知的情况下，对突发事件或状况所产生的一种应激反应。惊恐过度首伤其肾，进而心无所依，神无所归，虑无所定，甚至气结闭塞，神思恍惚。临事不惊，遇险不惧，除了紧急状态下的心神镇定、静而不慌外，关键在于平时精神胆识的涵养修持。

## 憎爱

《老子》曰：甚爱必大费，多藏必厚亡。知足不辱，知止不殆，可以长久。甚爱色费精神，甚爱财遇祸患。所爱者少，所费者多。惟知足知止，则身可不辱而不危也。故可长久。

书云：憎爱损性伤神。心有所憎，不用深憎，常运心于物平等。心有所爱，不用深爱，如觉偏颇，寻即改正，不然损性伤神。

书云：多好则专迷不理，多恶则惟悴无欢，戕生之斧也。

《淮南子》曰：好憎者，使人心劳。弗疾去，则志气日耗，所以不能终其寿。

【点评】憎爱是人们对自身厌恶或者喜欢的事物所产生的情绪。憎爱过度会伤其心神，爱之不到，恨之不离，均损于心。故智者常待物以平常心，去留无意，顺其自然，方能寿养。

## 视听

《老子》曰：五色令人目盲，五音令人耳聋。

彭祖曰：淫声哀音，怡心悦耳，以致荒耽之惑，知此可以长生。

孔子曰：非礼勿视，非礼勿听。

孟子曰：伯夷，目不视恶色，耳不听恶声。

孙真人曰：生食五辛，接热食饮，极目远视，夜读注疏，久居烟火，博奕不休，饮酒不已，热餐面食，抄写多年，雕镂细巧，房室不节，泣泪过多，月下观书，夜视星月，刺指头出血多，日没后读书，数向日月轮看，极目瞻视山川、草木，驰骋田猎，冒涉风霜，迎风追兽，日夜不息，皆丧明之由，慎之。

书云：心之神发乎目，久视则伤心。肾之精发乎耳，久听则伤肾。

书云：耳耽淫声，目好美色，口嗜滋味，则五脏摇动而不定，血气流荡而不安，精神飞驰而不守。正气既散，淫邪之气乘此生疾。

叙书云：久视日月星辰，损目。路井莫顾，损寿。故井及水渎勿塞，令人目盲、耳聋。玩杀看斗则气结。

书云：五色皆损目，惟皂糊屏风可养目力。

《淮南子》曰：五色乱目，使目不明。五声哗耳，使耳不聪。又曰：耳目曷能久熏劳而不息乎？

有年八十余，眸子瞭然，夜读蝇头字。云：别不服药，但自小不食畜兽肝。人以本草羊肝明目而疑之。余曰：羊肝明目，性也。他肝不然，畜兽临宰之时，怨气聚于肝，肝主血，不宜于目明矣。

【点评】对外界的种种声欲诱惑，如若无法正确看待，极容易深陷其中，无法自拔。久视伤睛，久听伤耳，久斗气结，久嗜成瘾，皆为害事。故应嗜欲得当，有得有失，方能陶冶情操，养性延年。

# 疑惑

书云：疑惑不已，心无所主，正气不行，外邪干之，失寐忘餐，沉沉默默，气血以虚，渐为虚劳。

《春秋》：晋侯有疾，秦医和视之，曰：不可为也，疾如蛊。

赵孟曰：何谓蛊？对曰：淫溺惑乱之所生也。于文，皿虫为蛊。在《易》，女惑男、风落山谓之蛊。其卦巽下艮上。巽为长女，为风；艮为少男，为山。少男而悦长女，非匹，故惑。山木得风而落也。

《国史补》云：常疑，必为心疾。李蟠常疑遇毒，锁井而饮。心，灵府也，为外物所中，终身不瘳。多疑，惑病之本也。昔有饮广客酒者，壁有雕弓，影落杯中，客疑其蛇也，归而疾作。复再饮其地，始知其为弓也，遂愈。又僧入暗室，踏破生茄，疑为物命，念念不释，中夜有扣门索命者，僧约明日荐拔。天明视之，茄也。疑之为害如此。

【点评】疑惑常为人们对未知事物的猜忌，然而常疑必为心之疾，表现为心无所主，正气虚而外邪易犯，若有所思，久而久之必然气血亏虚，心神不宁，神疲乏力。故智者常自愚，不常疑，方能心宽神畅，颐养身心。

# 谈笑

《老子》曰：塞其兑，闭其门，终身不勤。开其兑，济其事，终身不救。谓目不妄视，口不妄言，终身不勤苦。若目视精欲，又益其事，则没身不可救矣。

书云：谈笑，以惜精①气为本，多笑则肾转腰疼。

书云：多笑则神伤，神伤则悒悒不乐，恍惚不宁。

书云：多笑则脏伤，脏伤则脐腹痛，久为气损。

真人云：人若不会将理者，只是多说话。戒多言损气，以全其寿也。

书云：呼叫过常，辩争问答，冒犯寒暄，恣食咸苦，肺为之病矣。

书云：行语令人失气，语多须住乃语。

【点评】谈笑是思想、情感表达最常用的方式。谈笑的学问大得很，只不过人们日用而不知。且不说谈笑的内容，如臧否人物、月旦风情之类是否合于时宜，声音的高低、时间的久暂、人员的众寡都有可能使谈笑之事变得复杂起来。谈笑过度则首伤其精，再则伤脏，最后导致神疲气短、气续不接，肾转腰疼，出现多种病症。因而，谈笑适度，欢愉得当，方能心胸开阔，体泰形安。

## 津唾

真人曰：常习不唾地。盖口中津液，是金浆玉醴。能终日不唾，

---

① 精：原作"情"，据胡本改。

常含而咽之，令人精气常留，面目有光。

书云：养性者，唾不至远，远则精气俱损，久成肺病。手足重，皮毛粗涩，脊痛咳嗽。故曰：远唾不如近唾，近唾不如不唾。

书云：唾者，溢为醴泉，聚流为华池，府散为津液，降为甘露，溉脏润身，宣通百脉，化养万神，肢节、毛发坚固，长春。

书云：人骨节中有涎，所以转动滑利。中风则涎上潮，咽喉衮响。以药压下，俾归骨节可也。若吐其涎，时间快意，枯人手足，纵活亦为废人。小儿惊风，亦不可吐涎也。

有人喜唾液，干而体枯，遇至人教以回津之法，久而体复润。盖人身以滋液为本，在皮为汗，在肉为血，在肾为精，在口为津，伏脾为痰，在眼为泪。曰汗、曰血、曰泪、曰精。此既出，则皆不可回，惟津唾则独可回，回则生意又续续矣。滋液者，吾身之宝。《金丹诀》曰：宝聚则为富家翁，宝散则为孤贫客。

【点评】唾液，又称琼浆、玉液、甘露、金津，俗称口水。李鹏飞认为人的唾液是"金浆玉醴"，是人的重要组成部分，并强调人的骨节正因为有了涎才可以滑动，人体缺少唾液会枯竭。吞咽此"华池之水"具有"玉液还丹""炼津化精"之功，另有"祛病延年"之效。

中医学认为吞唾液有通三焦、调五脏、光泽肌肤、荣达全身之效。唾液中含有一种能使人保持年轻的"腮腺激素"，它可强化人体肌肉、血管及骨骼。现代研究证明，唾液里面有大量人体所需的高级营养成分，如黏蛋白、球蛋白、氨基酸、淀粉酶，以及钠、钾、钙等，与人的健康长寿有密切的关系。

# 起居

广成子曰：无劳尔形，无摇尔精，乃可以长①生。所谓无劳者，非若饱食坐卧兀然不动，使经络不通，血气凝滞。但不必提重执轻兀兀终日，无致精力疲极，则妙矣。

庄周曰：人有畏影恶迹而走，举足愈数而迹愈多，走愈疾而影不离身，自以为尚迟，疾走不休，绝力而死。不知处阴以休影，处静以息迹，愚亦甚矣。

书云：勇于敢则杀，勇于不敢则活。盖敢于有为即杀身，不敢有为则活其身也。

书云：起居不节，用力过度，则络脉伤。伤阳则衄，伤阴则下。

书云：起居不时，食饮不节者，阴受之而入五脏，填满拍塞，为飧泄，为肠澼。贼风虚邪者，阳受之而入六腑，身热不得卧，上为喘呼。

书云：精者神之本，气者神之主，形者气之宅。神太用则歇，精太用则竭，气太劳则绝。

书云：甚劳则喘息汗出，损血耗气。

【点评】李鹏飞认为培养良好的起居习惯对于养生延寿有重要的作用。起居要按时，饮食要节制，在平时要注意休息，过于劳累对健康不利，"甚劳则喘息汗出，损血耗气"。同时他在"起居"篇对精、气、神之间的关系进行了说明，强调精、气、神在

---

① 长：原作"畏"，据胡本改。

人生命活动中的作用。

# 行立

书云：久行伤筋，劳于肝。久立伤骨，损于肾。

养生云：行不疾步，立不至疲，立勿背日。

书云：奔及走马，大动其气，气逆于膈，未散而又饮水，水搏于气，为上逆。

书云：水有沙虱①处勿浴，勿渡。当随牛马急渡之，不伤人。水中又有水弩，射人影即死。以物打水，令弩散，急渡吉。

书云：行汗勿跂床悬脚，久成血痹，足痛腰痛。

真人曰：夜行常啄齿，杀鬼邪。

沈存中《笔谈》：草间有黄花蜘蛛，名天蛇。遭其螫，仍濡露，则病如癞，通身溃烂。露涉者慎之。

书云：大雾不宜远行。行宜饮少酒，以御雾瘴。昔有早行三人，一食粥而病，一空腹而死，一饮酒而健。酒能壮气，辟雾瘴也。

【点评】行立虽为日常小事，但关乎生长发育，培养良好的习惯亦是养生之常识。因而，李鹏飞认为不能久行久立，否则会伤筋伤骨。他还指出行立有禁忌，如"行不疾步""立勿背日""水有沙虱处勿浴，勿渡""行汗勿跂床悬脚""大雾不宜远行"等，强调注意避风寒湿邪。同时，他还提醒人们不要在剧烈运动后立刻饮水，否则易导致气逆，引发意外，不利于身体的养护。

---

① 虱：原作"风"，据文义改。

# 坐卧

书云：久坐伤肉，久卧伤气。坐勿背日，勿当风湿，成劳。坐卧于冢墓之傍，精神自散。

书云：卧出而风吹之，血凝于肤为痹，凝于脉为血行不利，凝于足为厥。

书云：烛灯而卧，神魂不安。卧宜侧身屈膝，不损心气。觉宜舒展，精神不散。舒卧招邪魅。<sub></sub>孔子云：寝不尸。

书云：寝不得言语。五脏如悬磬，不悬不可发声。孔子云：寝不言。

书云：卧勿以脚悬踏高处，久成肾水，虚损足冷。

书云：卧不可戏将笔墨画其面，魂不归体。

书云：卧魇不语，是魂魄外游，为邪所执，宜暗唤。忌以火照，照则神魂不入，乃至死于灯前。魇者，本由明出，不忌火，并不宜近唤及急唤，亦恐失神魂也。

书云：卧处头边勿安火炉，日久引火气，头重，目赤，鼻干，发脑痈，疮疖。

书云：卧习闭口，气不失，邪不入。若张口，久成消渴，失血色。又夜卧勿覆头，得长寿。濯足而卧，四肢无冷病。又醉卧当风，使人发痉。醉卧黍穰中，发疮，患大风，眉堕。又雷鸣时仰卧，星月下倮卧，当风中醉卧，以人扇之，皆不可也。

隐居云：卧处须当傍虚歇。烘焙衣衾，常损人。

书云：饱食即卧，久成气病，腰痛，百疴不消，成积聚。

书云：汗出不可露卧及浴，使人身振，寒热，风疹。

书云：坐卧处有隙风，急避之。尤不宜体虚年老之人。有人三代不寿，问彭祖。祖观其寝处，果有一穴，当其脑户，令塞之，遂得寿尽。隙风入耳，吹脑，则阳气散。头者，诸阳所聚，以主生也。

【点评】李鹏飞认为日常切忌久坐久卧，以免伤肉伤气。坐卧亦有禁忌，如卧不点烛、寝不言语、卧不张嘴。他还提醒人们饱食之后切忌躺在床上，睡觉时不在头边放置火炉，老年人坐卧时应避风等。这些日常小事也体现出养生的道理。

## 沐浴洗面

书云：频沐者，气壅于脑，滞于中，令形瘦体重，久而经络不通畅。

书云：饱食沐发，冷水洗头，饮水沐头，热泔洗头，冷水濯足，皆令人头风。

书云：新沐发，勿令当风，勿湿萦髻，勿湿头卧，令人头风，眩眼及生白屑，发秃而黑齿痛，耳聋。

书云：女人月事来，不可洗头，或因感疾，终不可治。

书云：沐浴渍水而卧，积气在小腹与阴，成肾痹。

书云：炊汤经宿，洗体成癣，洗面无光，作甄哇疮。

书云：频浴者，血凝而气散，体虽泽而气自损。故有痈疽之疾者，气不胜血，神不胜形也。

书云：时病新愈，冷水洗浴，损心胞。

书云：因汗入水，即成骨痹。昔有名医，将入蜀，见负薪者，猛汗河浴。医曰：此人必死。随而救之。其人入店中，取大蒜细切，热面洗①之，食之，汗出如雨。医曰：贫下人且知药，况于富贵乎！遂不入蜀。

书云：盛暑冲热，冷水洗手，尚令五脏干枯，况沐浴乎。

书云：远行触热逢河，勿洗面，生乌奸。

《闲览》云：目疾切忌浴，令人目盲。白彦良壮岁常患赤目。道人曰：但能不沐头，则不病此。彦良记之，七十余更无眼病。

【点评】李鹏飞不主张"频浴"，认为频繁沐浴会使气聚于脑，经络不通，影响身体健康。他提出饱食状态下、女性月经期不能洗头，否则会"令人头风""或因感疾，终不可治"。他认为在疾病刚刚恢复或盛暑时应尽量不用冷水洗浴，否则会"损心胞""五脏干枯"。李氏之所以反复强调沐浴洗面的种种注意事项，无非是要强调应避免风、寒、湿邪侵袭人体，以养护身体正气。这在日常养生中很有参考价值。

# 栉发

真人曰：发多栉，去风明目，不死之道也。又曰：头发梳百度。

陶隐居云：饱则入浴饥则梳，栉多浴少益心目。故道家晨梳，常以百二十为数。

真人曰：发宜多栉，手宜在面，齿宜数叩，津宜常咽，气宜精炼。此五者，所谓子欲不死修昆仑耳。

安乐诗云：发是血之余，一日一次梳，通血脉，散风湿。

---

① 洗：胡本作"浇"。

《锁碎录》云：乱发藏卧房壁中，久招不祥。

书云：发落饮食中，食之成瘕。宋明帝宫人腰痛引心，发则气绝。徐文伯曰：发瘕也。以油灌之，吐物长二尺，头已成蛇，悬柱上，水沥尽，惟余一发。唐·甄立言为太常丞，有人病心腹满烦，瘴诊曰：误食发而然。令饵雄黄，吐一蛇如拇指，无目。烧之有发气。若头尾全，误食必然。

【点评】发为血之余，头为诸阳之会，"一日一次梳，通血脉，散风湿"，经常梳头可提振阳气，畅通气血，而且梳发具有祛风明目之功效，甚至还有抗饥饿的作用，所谓"饱则入浴饥则梳，梳多浴少益心目"。梳发养生，贵在坚持，勤而为之，日久见效。

# 大小便

书云：忍尿不便成五淋，膝冷成痹。忍大便成五痔。

书云：弩小便，足膝冷，呼气。弩大便，腰疼目涩。

书云：或饮食，或走马，或疾走，或为寒热所迫，令胞转，脐下痛，胞屈辟，不小便致死。

书云：大小二事，勿强闭抑忍。又勿失度，或涩或滑，皆伤气害生，为祸甚速。刘惟简至乾宁军，有人献金花丸，以缩小便，药犯[①]砒腊，服三日，小便极少，至霸州肢体通踵。盖被闭却水道，水溢妄行。不遇卢昶，几为所误。盖水泉不[②]止者，膀胱不藏也。宜服暖剂以摄水，其可强止之耳。

《锁碎录》云：对三光便溺，及向西北，并损人年寿。

---

① 犯：原作"把"，据胡本改。
② 不：原作"小"，据胡本改。

【点评】李鹏飞十分重视二便的通调作用，重点强调不可忍大小便，否则会成"五淋""五痔"，"伤气害身"，对身体产生严重的危害，尤其对膀胱、肾等脏腑伤害较大。大小便既不可"强闭抑忍"，又不可"失度"，总宜输泄有常，通利为安。

# 衣着

书云：春冰未泮，衣欲下厚上薄，养阳收阴，继世长生。

书云：春天不可薄衣，伤寒，霍乱，食不消，头痛。

书云：大汗能易衣佳，或急洗亦好。

书云：大汗偏脱衣，得偏风，半身不遂。

书云：湿衣，汗不可久著，发疮及风燥，二腑不利。

书云：饮酒汗出，脱衣、靴、袜，当风取凉，成脚气。

书云：冬时绵衣、毡褥之类，急寒急着，急换急脱。

陶隐居云：绵衣不用顿加添，稍暖又宜时暂脱。

《锁碎录》云：若要安乐，不脱不着，北方语也。若要安乐，频脱频着，南方语也。

【点评】"衣着"养生，学问不浅。春天来临，应该"下厚上薄，养阳收阴，继世长生"。冬天到了，应该"急换急脱"，以免冻坏身体；添加衣服时"不用顿加添，稍暖又宜时暂脱"，渐次为之。此外，汗后、雨后、劳后换衣也颇有讲究。这些衣着养生方面的内容至今仍有指导价值。

# 天时避忌

《内经》云：阳出则出，阳入则入。无扰筋骨，无见雾露。违此三时，形乃困薄。

经云：大寒、大热、大风、大雾，勿冒之。天之邪气，感则害人五脏。水谷寒热，感则害人六腑。地之湿气，感则害人皮肉筋脉。先贤曰：人以一握元气，岂可与大造化敌。康节有四不出之训。

书云：犯大寒而寒至骨髓，主脑逆，头痛，齿亦痛。

又云：不远热而热至，则头痛，身热，肉痛生矣。

真人曰：在家在外，忽逢大风、暴雨、震雷、昏雾，皆是诸龙鬼神经过，宜入室烧香静坐以避之，过后方出吉，不尔杀人。

书忌云：朔不可哭，晦不可歌，招凶。

【点评】天之邪气会害人五脏，水谷寒热会害人六腑，地之湿气会害人皮肉筋脉，所以大寒、大热、大风、大雾必须避之，要坚持"阳出则出，阳入则入"的原则，要"无扰筋骨，无见雾露"，违此三时则"行乃困薄"。

# 四时调摄

《内经》曰：春三月，此谓发陈，夜卧早起，生而勿杀。逆之则伤肝，夏为寒变，奉长者少。

又曰：春伤于风，夏必飧泄。

书云：春夏之交，阴雨卑湿，或引饮过多，令患风湿，自汗，体重，转侧难，小便不利。作他治，必不救，惟五苓散最佳。

《内经》曰：夏三月，此谓蕃秀，夜卧早起，使志无怒，使气得泄。逆之则伤心，秋为痎疟，奉收者少。

陶隐居云：四时惟夏难将息，伏阴在内腹冷滑。补肾汤剂不可无，食物稍冷休哺啜。

书云：夏之一季，是人蜕神之时，心肝肾衰，化为水，至秋而凝，冬始坚。当不问老少，皆食暖物，则不患霍乱。腹暖，百病不作。

书云：夏冰止可隐映饮食，不可打碎食之。入腹，冷热相搏成疾。

书云：夏至以后迄秋分，须慎肥腻饼霍油酥之属，此物与酒浆瓜果极理相妨。所以多疾者，为此也。

陶隐居云：冷枕凉床心勿喜。凡枕冷物，大损人目。

书云：夏不用露卧，令皮肤厚成癣，或作面风。

书云：夏伤暑，秋痎疟。忽大寒，勿受之，患时病由此。

书云：暑月，日晒处有石不可便坐。热生疮，冷成疝。

书云：盛热带汗当风，不宜过自日中来，勿用冷水沃面，成目疾。伏热者，未得饮水，及以冷物迫之，杀人。

书云：五六月，泽中停水，多有鱼鳖精，饮之成瘕。

《内经》曰：秋三月，此谓容平，早卧早起，使志安宁。逆之则伤肺，冬为飧泄，奉藏者少。

书云：秋伤于湿，上逆而咳，发为痿厥。又立秋日勿浴，令皮肤粗燥，因生白屑。又八月一日后，微火暖足，勿令下冷。

《内经》曰：冬三月，此谓闭藏，水冰地坼，无扰乎阳，早卧晚起，必待日光，去寒就温，毋泄皮肤。逆之则伤肾，春为痿厥，奉生者少。

书云：冬时，忽大热，勿受之，患时病由此。又曰：冬伤于寒，春必病温。

书云：冬时，天地闭，血气藏。作劳，不宜汗出，冷背。

书云：冬寒，虽近火，不可令火气聚，不须于火上烘炙。若炙手暖则已，不已损血，令五心热。手足应于心也。

书云：大雪中，跣足人不可便以热汤洗，或随饮热酒，足趾随堕。又触寒来，寒未解，勿便饮汤食热物。

《四气调神论》曰：夫四时阴阳者，万物之根本也。所以圣人春夏养阳，秋冬养阴，与万物沉浮于生长之门。逆其根则伐其本，坏其真矣。故阴阳四时者，万物之终始，死生之本也。逆之则灾害生，从之则苛疾不起，是谓得道。故《天真论》曰：有贤人者，逆从阴阳，分别四时，将从上古，合同于道，亦可使益寿而有极时也。

【点评】四时养生，颇为复杂。然其要者，无外乎掌握春夏秋冬四季气候规律，熟悉五脏六腑生理特点，注意饮食运动调摄，加之疾病预防与药物扶持，如此而已。诀窍是整体把握，留心细节。


# 旦暮避忌

书云：早出，含煨生姜少许，辟瘴开胃。又旦起，空腹不宜见尸。臭气入鼻，舌上白起，口臭。欲见，宜饮少酒。

真人曰：平明欲起时，下床先左脚。一日无灾咎，去邪兼辟恶。如能七星步，令人长寿乐。

又清旦常言善事，闻恶事则向所来方，三唾之吉。

又旦勿嗔恚，暮无大醉，勿远行。

《经》曰：平旦人气生，日中阳气隆，日西阳气已虚，气门乃闭。是故暮而收拒，无扰筋骨，无见雾露。违此三时，形乃困薄。

书云：夜行，用手掠发，则精邪不敢近。常啄齿，杀鬼邪。又夜卧，二足伸屈不并，无梦泄。

真人云：夜梦恶，不须说，旦以水面东噀之。咒曰：恶梦着草木，好梦成珠玉。吉。

有教入广者曰：朝不可虚，暮不可实。今气候不齐，不独入广也。

【点评】所谓"旦暮避忌"，无外早晚生活的注意事项而已。早起外出要口含生姜，以"辟瘴开胃"；夜不醉酒，亦不远行，"暮而收拒，无扰筋骨"。凡此种种，意在一日之中有规律地生活，而不在于规避某种禁忌。

## 杂忌

书云：过神庙，勿轻入。入必恭谨，不宜恣视，吉。

书云：忽见光怪变异之物，强抑勿怪，吉。伊川官廨多妖，有报曰鬼使扇，曰他热，故尔。又报曰鬼报鼓，曰以槌与之。范文正读书，府学夜有大面之怪近之，范以笔书其面，曰：汝面非常大，难欺范仲淹。二公不以怪处之，而怪自灭，可为法。

书云：脂油燃灯，人神不安，在血光之下。

书云：凡刀刃所伤，切勿饮水，令血不止而死。若血不止，急以布蘸热汤盦之，或冷水浸之，嚼寄生叶止血妙。

《锁碎录》云：箫管挂壁取之，勿便吹，恐有蜈蚣。师祖刘复真赴召，早起见店妇仆他，叫号可畏。但见吹火筒在傍，刘知其蜈蚣入腹，刺猪血灌之，吐出蜈蚣，可不慎欤。

书云：凡古井及深阱中，多毒气，不可辄入。五六月最甚，先下鸡鸭毛试之，若旋转不下，是有毒，便不可入。又云：山有孔穴。采宝者，惟三月、九月，余月山闭气交死也。

【点评】本篇所述各种"杂忌"，大部分是生活经验之谈，值得参考，但亦有迷信神秘之处，不必过于拘执。

# 三元延寿参赞书卷之三

九华澄心老人李鹏飞集

## 人元之寿，饮食有度者得之

《黄帝内经》曰：阴之所生，本在五味，阴之五官，伤在五味。扁鹊曰：安身之本，必资于食。不知食宜者，不足以存生。《乡党》一篇，其载圣人饮食之节为甚详。后之人，奔走于名利而饥饱失宜，沉酗于富贵而肥甘之是务，不顺四时，不和五味而疾生焉。戒乎此，则人元之寿可得矣。

【点评】饮食是人类生命赖以存续的基本活动。饮食物的代谢是生命活动最基本的表现形式。《灵枢·营卫生会》指出"人受气于谷，谷入于胃，以传与肺，五脏六腑，皆以受气"，说明饮食活动对于维持脏腑功能有重要意义，饮食有度是维持身体健康的重要法则。《素问·上古天真论》中也提出了"食饮有节"的养生法则。饮食不节则会引发各种危害。

# 五味

《内经》曰：谨和五味，骨正筋柔，气血以流，腠理以密，长有天命。

《淮南子》曰：五味乱口，使口爽伤。病也。

陶隐居云：五味偏多不益人，恐随脏腑成殃咎。五味稍薄，令人神爽。若稍偏多，损伤脏腑。此五行自然之理，初则不觉，久当为患也。

酸多伤脾，肉皱而唇揭，故春七十二日省酸增甘，以养脾气。曲直作酸属木，脾主肉属土，木克土也。醋过食，损胃气及肌脏筋骨，不益男子，损颜色。不与蛤同食，相背也。有云：饮少热醋，辟寒胜酒。黄戬云：自幼不食醋，今逾八十，尤能传神。又心色赤，宜食酸，小豆、犬肉、李、韭皆酸。

咸多伤心，血凝泣而变色，故冬七十二日省咸增苦，以养心气。润下作咸属水，心主血属火，水克火也。

盐过于咸则伤肺，肤黑，损筋力。西北人食不耐咸，多寿。东南人食绝欲咸，少寿。病嗽及水气者，全宜禁之。晋桃源避世之人，盐味不通，故多寿。后五味通，而寿啬矣。

又脾色黄，宜食咸，大豆、豕肉、栗、藿皆咸。

甘多伤肾，骨痛而齿落，故季月各十八日省甘增咸，以养肾气。稼穑作甘属土，肾骨属水，土克水也。

蜜饧、沙糖各见本条。

又肝色青，宜食甘，粳米、牛肉、枣、葵皆甘。

苦多伤肺，皮槁而毛落，故夏七十二日省苦增辛，以养肺气。炎上作苦属火，肺主皮毛属金，火克金也。

胆、柏皮等。

又肺色白，宜食苦，麦、羊肉、杏、薤皆苦。

辛多伤肝，筋急而爪枯，故秋七十二日省辛增酸，以养肝气。从革作辛属金，主筋属木，金克木也。

胡椒和气，过多损肺，令吐血。红椒久食，失明乏气，合口者害人。

十月勿食椒，损人心，伤血脉，多忘。除湿温中，益妇人。

又肾色黑，宜食辛，黄黍、鸡肉、桃、葱皆辛。

【点评】本篇主要介绍了食物的分类以及五味与脏腑的对应关系。五味分为酸、苦、甘、辛、咸，分别对应肝、心、脾、肺、肾。五味调和则"骨正筋柔，气血以流"，五味过偏则会影响脏腑功能，产生疾病。因此日常生活中依据五味作用不同，在选择食物时必须五味调和，这样才有利于健康。

# 饮食

书云：善养性者，先渴而饮，饮不过多。多则损气，渴则伤血。先饥而食，食不过饱。饱则伤神，饥则伤肾。

书云：饮食务取益人者，仍节俭为佳。若过多，觉膨亨、短气，便成疾。

书云：饮食于露天，飞丝堕其中，食之咽喉生泡。

书云：饮食收器中，宜下小而上大。若覆之不密，虫鼠欲盗食而不可环器堕涎，食者得黄病，通身如蜡，针药不疗。

书云：饮食，以铜器盖之。汗若入内，食者发恶疮肉疽。

书云：饮食生冷，北人土厚水深，禀赋坚实，不损脾胃。久居南方者，宜忌之。南人土薄水浅，禀赋多虚，不宜脾胃。久居北方者，尤宜忌之。

书云：饮食土蜂行住或猫犬吮破之水，生病。

书云：空心茶宜戒，卯时酒、申后饭宜少。

书云：极饥而食，且过饱，结积聚。极渴而饮，且过多，成痰癖。日没后食讫，便未须饮酒，不干呕。

太宗谓宰相曰：朕每日所为，自有常节，饮食不过度，行之已久，甚觉有力。老子云我命在我不在天，全在人之调适，卿等亦当加意，毋自轻摄养也。

陶隐居云：何必餐霞服大药，妄意延年等龟鹤。但于饮食嗜欲中，去其甚者将安乐。

浆水，按本草，味甘酸，微温无毒，调中引气，开胃止渴，强力通关。治霍乱泄痢，消渴。食解烦去睡，调理脏腑，治呕哕。白人肤体如缯帛，为人常用，故不齿其功。世之所用熟水，品目甚多，贵如沉香，则燥脾。不①骨草，则涩气。密香则冷胃。麦门冬，则体寒。如此之类，皆有所损。

紫苏汤，令人朝暮饮之，无益也。芳草，致豪贵之疾，此有一焉。宋仁宗命翰林院定熟水，奏曰：紫苏第一，沉香第二，麦门冬第三。以苏能下胸膈浮气，殊不知久则泄人真气，令人不觉。

本草云：酒饮之，体软神昏，是其有毒也。损益兼行。

扁鹊云：久饮常过，腐肠烂胃，溃髓蒸筋，伤神损寿。有客访周颙，颙出美酒两石，颙饮石二，客饮八斗。次明，颙无所苦，酒量惯也。客已死矣。观之，客腹已

---

① 不：胡本作"木"。

出，胁已穿，岂非量过而犯扁鹊之戒欤。

饮白酒，食牛肉生虫。酒浆照人无影，不可饮。不可合乳汁饮，令人气结。祭酒自耗者，杀人。酒后食芥辣物，多则缓人筋骨。卧黍穰食猪肉，患大风。凡中药毒及一切毒，从酒得者，难治。酒性行血脉，流遍身体也。

书云：饮酒醉未醒，大渴饮冷水，又饮茶，被酒引入肾脏，为停毒之水，腰脚重腿，膀胱冷痛，兼患水肿，消渴挛痹。

书云：酒醉当风，以扇扇之，恶风成紫癜。又醉酒吐罢，便饮水，作消渴。

神仙不禁酒，以能行气壮神，然不过饮也。

本草：茶饮者，宜热、宜少，不饮尤佳。久食去人脂，令人瘦，下焦虚冷。惟饱食后一二盏不妨，消渴也。饥则尤不宜，令人不眠。同韭食身重。

书云：将盐点茶，引贼入家。恐伤肾也。

东坡《茶说》：除烦去腻，世固不可无茶，然暗中损人不少。吾有一法，常自修之，辄以浓茶漱口于食后，烦腻既去而脾胃不知。凡肉之在齿者，得茶漱涤，乃不觉脱去，不烦挑剔也。盖齿性便苦，缘此渐坚牢而齿蠹且日去矣。

书云：饮多，则肺布叶举，气逆上奔。

书云：阴池流泉，六月行路勿饮之，发疟。

书云：饮宴于圣像之侧，魂魄不安。

书云：饮水勿急咽，久成气病。

书云：形寒饮冷，则伤肺，上气，咳嗽，鼻鸣。

书云：粥后饮白汤，为淋，为停湿。

陶隐居云：食戒欲粗并欲速，宁可少食相接续。莫教一饱顿充肠，损气伤心非尔福。

养生云：美食须熟嚼，生肉不须吞。

又云：食毕漱口数过，齿不龋，口不臭。漱口忌热汤，损牙。

又云：食炙煿，宜待冷，不然伤血脉，损齿。

书云：食茅①屋漏水堕脯肉，成癥瘕，生恶疮。

书云：人汗入肉，食之作丁疮。

书云：食诸兽自死肉，生丁疮。

隐居云：生冷黏腻筋韧物，自死牲牢皆勿食。馒头闭气莫过多，生脍偏招脾胃疾。鲊酱胎卵兼油腻，陈臭淹藏尽阴类。老人朝暮更餐之，是借寇兵无以异。按《锁碎录》云：馒头乃闭气，梅血汤以破之。包子包气，醋以破之。

书云：食物以象牙、金铜为匙箸，可以试毒。

书云：食物以鱼�器盛之，有蛊毒辄裂破。入闽者，宜审之。

书云：夜半之食宜戒，申酉前晚食为宜。

《周礼》：乐以消食。盖脾喜音声，夜食则脾不磨，为音响绝也。夏月夜短，尤宜忌之。

【点评】本篇重点罗列了饮食的各种注意事项，依据人的身体素质、生活情况、饮食器皿、饮食搭配以及情绪等方面对饮食有度做了详细的举例和说明，对于日常生活的饮食养生有着指导和借鉴意义。内容通俗易懂，便于理解和掌握。

---

① 茅：原作"第"，据文义改。

# 食物

物之无益有损者，常人犹不可多食，况病人当避忌者乎！此书所载，凡物之有益而无损者不书，或损益相半者则书其损，而不书其益。

**【点评】**本篇论"物之无益有损者，常人就不可多食，况病人当避者乎"，统领以下7篇。李氏将食物根据种类不同划分为七大类，用以警诫世人在日常饮食养生中谨慎进食。食物也有寒热温凉之分，五味之别，对于不同的人作用不同。因此日常饮食要根据自身情况和自然条件选择适合自己的食物，合理进食。

# 果实

生枣，令人热渴，气胀，寒热。羸瘦者，弥不可多，动脏腑，损脾元。与蜜同食损五脏。

软枣，冷。动宿疾，发嗽。与蟹相忌。

梅子，坏齿。

生龙眼，平。沸汤内淖过，不动脾。

生荔枝，性热。多食发虚热，烦渴，口干，衄血。

樱桃，寒热病不可多食，发暗风，伤筋骨，呕吐。小儿多食作热，性热也。

冥楂，不可多食，损齿及筋。

乳柑，大寒。冷脾，发痼疾，利肠，发轻汗，脾胃冷人尤不可多。诸柑性同。

橘柚，多食口爽，不知五味。

橙子，温。皮多食伤肝，与槟榔同食，头旋恶心，生痰作疟。

杨梅，多食发热，损齿及筋。

杏实，热。多食伤筋骨。

杏酥，生熟吃俱得，半生半熟杀人。

杏仁，久服目盲，眉发须落，动宿疾。

双仁者杀人，可研细，治夭伤。

桃实，发丹石，损胃。多食有热。饱食桃仁，水浴成淋疾。

桃杏花，本五出而六出者，必双仁。能杀人者，失常故也。

李子，平。发疟疾，多令虚热。白密和食伤人五内，不可临水上啖之，及与雀肉同食。李不沉水者，毒。其仁和鸡子食，内结不消。

梨，寒。乳鹅梨、紫花梨，治心热。此外，生不益人，多食寒中。产妇、金疮人勿食，令萎困。其性益齿而损脾胃，正、二月勿食佳。有人家生一梨，大如斗，送之朝贵，食者皆死。考之树下，有大蛇，聚毒于此，不常为妖也。他放此。

藤梨，名沐猴梨，食多冷中。

林檎，多食发热，涩气，好睡，发冷疾，生疮疖，脉闭不行。其子不可食，令人烦。

石榴，多食损肺及齿。

山石榴，多无益，涩气。

栗子，温。生治腰脚。生即发气，宜曝干蒸炒。食多即气壅，患风水气人不宜。

生栗，可于灰火中煨，令汗出，杀其木气，不得通热。小儿生者多难化，熟者多滞气。

柿子，寒。日干者性冷，多食腹痛，生者弥冷。红柿与蟹同食吐红。饮酒食红柿，心痛至死，亦易醉，不解酒毒。

一种塔柿引痰，日干多动风，火干味不佳。

椑子，性尤冷，与蟹同食，腹痛大泻。

葡萄酒，过，昏人眼。架下饮酒，防虫屎伤人。

白果，生引疳，解酒，熟食益人。然不可多，多食腹满。有云满一千个者死。此物二更开花，三更结子，当是阴毒之物。有人艰籴，取白果以为饭，饱食，次日皆死。

菱芰也冷脏，多利、损阳，令阴萎，不益脾，难化，令胀满，姜酒解之。七月食生菱作蛲虫。

茨菇，大寒。动宿冷气腹胀满。小儿秋食之脐下痛。孕不可食。吴人常食，患脚气，瘫痪，损齿，失颜色。

勃荠，性与茨菇同。

芡实，生食动风冷气，损脾难消，却益精。

藕，多食冷中，能去疫气。产后惟此不同生冷忌者，破血故也。

甜瓜，动痼疾，多食阴下湿痒，生疮，发虚热，破腹，令人惙惙弱，脚手无力。少食则可不中暑，多食未有不下。贫下多食，深秋下痢难治，损阳故也。患脚气食，此①永不除。五月甜瓜沉水者杀人。多食发黄疸，动气，解药力。其双蒂者杀人，与油饼同食发病。扬州太守陈逢原避暑食瓜，至秋忽腰腿痛，不能举动，遇商助教疗之更生。

西瓜，甚解暑毒。北人禀厚食惯，南人禀薄不宜。多至于霍乱、

---

① 此：原作"法"，据胡本改。

冷病，终身不除。

木瓜，温。皮薄，微赤黄香，甘酸不涩，向里子头尖，一面方，是真。益脾而损齿。若圆和，子微黄，蒂粗，涩。小圆，味涩微咸，伤人气，多食损牙。

甘蔗，多食衄血。烧其滓，烟入目则眼暗。

沙糖，寒。多食心痛。鲫同食成疳，葵同食生流癖，笋同食成食癥，身重不能行。小儿多食损齿及生蛕虫。

奈子，多食胪胀，不益人，病人尤甚。

榅桲，不可多食，损齿伤筋。

松子，多食发热毒。

胡桃，平。多食利小便，脱人眉，动风动痰，恶心呕吐。与酒同食过多，咯血。

五月食未成果核，发痈疖，寒热。

秋夏果落地，恶虫缘，食之患九漏。

生果停留多日，有损处，食之伤人。

一切果核双仁者害人。

治诸果毒，烧猪骨过为末，水服方寸匕。

【点评】果实是人们日常生活中经常可见的食物，但不是所有的果实都可食用或是过多食用。不同的果实依据中医来划分可归纳为寒、热、温、凉、平5种性质。由于生长环境和季节不同，它们的性味、功用不同。于饮食中需要注意的是避免进食有毒副作用的食物，不可偏食过多。

# 米谷

粳米，生者冷，燔者热。生不益脾，过熟则佳。苍耳同食卒心痛，马肉同食发痼疾。

稻米，糯米也。妊娠与杂肉食之，不利其子，生寸白，久食身软，缓筋故也。性寒，壅经络气，使人四肢不收，昏闷多睡，发风动气，可少食。

秫米，似黍而小，亦可造酒。动风，不可常食。

黍米，发宿病，久食昏五脏，好睡。小儿食，不能行，缓人筋骨，绝血脉。

白黍，久食多热，令人烦。

赤黍，不可合蜜，惟可作糜。不可为饭，黏着难解。

五种黍米，合葵食之成痼疾。藏脯于中，食之闭气，肺病者宜此。

生米戏食，久为米瘕，肌疲如劳，缺米则口吐清水。

饴糖，进食健胃，多食则动脾风。

麦占四时，秋种夏收，西北多霜雪，面无毒，南方少雪，有毒。

小麦，性拥热，小动风气。治面后觉中毒，以酒咽汉椒三五粒，不为疾。

大麦，久食宜人，带生则冷，损人。

麦蘖，久食消肾，不可多。

矿麦，西川多种，山东、河北人，正月方种。先患冷气，人不宜食。

荞麦，性寒，难消。久食动风，头眩。和猪肉食八九次，患热风，脱眉须。

粟米，食后勿食杏仁，令人吐泻。

稷米，穄也，发三十六种病。八谷之中最为下，不可同川附子服。

陈廪粟米、粳米，陈者性皆冷，频食之自利。藏脯腊于中满三月，久不知而食之，害人。

绿豆，治病，则皮不可去，去皮食少壅气。

赤小豆，行小便，久食虚人，令人黑瘦，枯燥，逐津液，体重。

赤白豆，合鱼鲊食之成消渴。

青小豆，一名胡豆，合鲤鱼鲊食之肝黄，五年成干消。黑白黄褐豆、大小豆，作豉极冷，黄卷及酱皆平，多食体重。服大豆末者忌猪肉。炒豆与一岁以上十岁以下食之，即啖猪肉，久当拥气死。人有好食豆腐，中毒不能治，更医至中途，遇作腐人家相争，因问，妻误将莱菔汤置锅中，腐便不成。医得其说，以莱菔汤下药而愈。萝卜也。

酱当是豆为者，今以面麦为者，食之多杀药力。夫子云：不得其酱不食，欲五脏悦而爱之，此亦安乐之端。

芝麻炒熟，乘热压出生油，但可点。再煎炼，方谓熟油，可食。

油，发冷疾，滑骨髓，困脾脏，经宿即动气。牙齿脾疾人，不宜陈油，饮食须逐日熬熟。

黑芝麻，炒食之不生风疾，风人日食之则步履端正，语言不謇。

白芝麻，即胡麻，休粮，补益。生则寒，炒则热。发霍乱，抽人。化山，又别有胡麻，味苦。

麻仁，多食损血脉，粗阳滑精，发女人带疾。

【点评】本篇主要介绍谷物类的食物，包含我们日常生活中的主食。这些谷物含有丰富的营养元素，但与他物同食可造成疾患，影响身体正常运转。本篇对于当下时兴的粗粮养生起到较好的教育和规范作用，可帮助人们科学合理规划日常膳食。

# 菜蔬

葵，为五菜主，秋种。早者至春作子，名冬葵。其心有毒，伤人。性冷，熟食之亦令热闷，甚动风气。葵冻者，生食之动五种留饮，甚则吐水。和鲤鱼食之，害人。四季勿食生葵，不化，发人一切宿病。百药忌食之，发狂犬咬。

吴葵，一名蜀葵，不可久食，钝人志性。被病，咬食之，永不差。

戎葵，并鸟肉食，无颜色。

生葱，食之即唼蜜，下痢。食烧葱唼蜜，拥气死。杂白犬肉食之，九窍出血，患气者多发，气上充人，五脏闭绝，虚人胃，开骨节。正月食之，发面上游风。大抵功在发汗，多则昏人神。

胡葱，久食伤神损性，多忘损目，发痼疾。胡臭䘌齿人食之，甚。青鱼合食生虫。

韭，俗呼草钟乳，病人可食。然多食，昏神暗目，酒后尤忌。不可与蜜同食，未出土为韭黄，不益人，滞气。花，动风，过清明勿食，不利万人，心腹痼冷者加剧。

霜韭不可食，动宿饮，必吐水。

五月食之，损人滋味，乏气力。不可共牛肉食，成瘕。热病后十日不可食，发困。葱亦不宜。

薤，肥健人，生食引涕唾。与牛肉食作癥。四月勿食薤，及三冬生食，多涕唾。

葫，大蒜也。久食伤肝，损目弱阳。煮以合青鱼鲊发黄，作齑啖鲙伐命。惟生食，不中煮。暑毒，烂嚼下咽，即和。仍禁冷水。四月、八月食之，伤神损胆气，喘悸气急，腹内生疮，肠肿成疝瘕。多食葫，行房伤肝，面无光。北方人禀厚，食惯，病少。

小蒜，不可常食，食而啖生鱼，夺气，阴核疼欲死。三月勿食，伤志。时病差后，与一切食，竟入房，病发必死。

胡荽，莳子也。久食令人多忘，胡臭口气，蟨齿、脚气加剧。根发痼疾。

蓼子，是水浸令生芽而食之者，多食令人吐水，损阳，少精，心痛，寒热，损骨髓。二月食之，伤肾。和生鱼食，夺阴气，核子痛欲死。

萱草，一名法①忧。嫩时，取以为蔬食之，动风，令人昏昏然，终日如醉，因得其名。

菘，发诸风冷。有热人食之，不发病，性冷也。

芥，多食动风气，发丹石。与兔肉同食，成恶病。

芜菁，蔓青也。根不可多食，令气胀。子作油，涂头变蒜发②。

莱菔，力弱人不宜多食，生者渗人血。

生青菜，时病差后食之，手足青肿。

一切菜，五月五日勿食之，变百病。

---

① 法：胡本作"忘"，义长。
② 变蒜发：胡本作"发黑"。

一切菜，熟煮热食之。但凡檐溜滴着者，有毒。

十月被霜菜，食者面无光，目涩，腰疼，心疟。发时，足十指爪青，萎困。

荠菜，不宜面同食，令人督闷发病。

凡用甘草皆忌此。

苋菜，多食动气，烦闷，冷中，损腹。共蕨及鳖食，生瘕。

堇菜，不宜久食，令身重，多肿。只可一二顿。

芸薹菜，患腰脚人，多食加剧，损阳气，发口疮，齿痛，生虫。胡臭人忌之。

鹿角菜，久食发宿疾，损经络，少颜色。

菠薐菜，北人食肉面即平，南人食鱼米即冷。多食冷大小肠，久食脚弱，腰痛。

莼菜，多食性滑，发痔，引疫气。上有水银故也。七月蜡虫着上，令霍乱，勿食之。

芹菜，生高田者宜人。黑滑地，名水芹，赤色者害人。性寒，和醋食之，损齿。春秋，龙带精入芹中，偶食之，手青，肚满，痛不可忍。服砂糖三二升，吐出蜥蜴便愈。

苦荬，夏月食之，以益心。蚕妇忌食之。

莴苣，冷。久食昏人目。

白莴苣，冷气人食之，腹冷。产后不可食，寒中。共饴食生虫。

苦苣，不可与蜜同食。

苦荬，多食动气，冷气人食之，必破腹。

苜蓿，利大小肠，蜜食下痢，多食瘦人。

蕨，久食脚弱无力，弱阳，眼暗，多睡，鼻塞，发落。小儿食之不行，冷气食之腹胀，生食成蛇瘕。郗鉴镇丹徒出猎，有甲士折一枝食之，觉心中淡淡成疾，后吐一小蛇，悬屋前，渐成干蕨，信不可生食也。

茄，至冷，五劳不可多①，发疮，损人，动气，发痼疾。熟者少食无忧，患冷人不可食，秋后食之损目。

黄瓜，本名胡瓜，不益人。患脚气、虚肿者，毒永不除。

越瓜，色白，动气，发疮，脚弱，不益小儿。时病后勿食。与乳酪鲊及空心食，心痛。

青瓜，令人多忘。

冬瓜，多食阴湿生疮，发黄疸。九月勿食被霜瓜，向冬发血，寒热，反恶病。初食吐，食竟心下停水，或为翻胃。有冷者食之瘦。

瓜能暗人眼，尤不宜老人。中其毒，至秋为疟利。一切瓜苦者有毒，两蒂、两鼻害人。

瓠子，冷气人食之，病甚，大耗食。患脚气、虚肿人食之，毒永不除。

葫芦，多食令人吐。

芋，一名土芝，有紫有白。冬月食不发病，他月不可食。

薯蓣亦有紫、白，颇胜芋。有小而名山药者佳。

蒟蒻，冷气人少食之。曾有患瘵，自谓无生，是物不忌，邻家修蒟蒻求食之，美。遂多食，竟愈。有病腮痛者数人，余教多食此而愈。

竹笋，多食动气，发冷瘕。

菱笋，滑中，不宜多。

生姜，九月九日勿食之，伤神损寿。

干姜，妊多食内消。

椿芽，多食神昏。

---

① 多：此下胡本有"食"字。

榆仁，多食发热，心痛。

菌，地生为菌，木生为檽，为木耳，为蕈。新蕈有毛者，下无纹者，夜有光者，煮不熟者，欲烂无虫者，煮讫照人无影者，春夏有恶虫毒蛇经过者，皆杀人。误食毒菌，往往笑不止而死。惟掘地为坎，投水搅，取清者饮之。

木菌，楮、槐、榆、柳、桑，五木之耳，可食，冬春无毒。木耳亦不宜多食，如前所云者，皆杀人。又赤色，仰而不覆者，及生野田中者，皆毒。又发冷气风痔，多睡无力。

甘露子，不宜生食，不可多食，生寸白。与鱼同食，生翻胃。

食茱萸，六七月食之伤神气。

同蒿多食气满。

莳萝根，曾有食者杀人。

【点评】本篇主要介绍了生长于地表的蔬菜，从菜蔬的根、叶、花、子来论述常人和病人的食用效果。此外，李氏结合四季变化和地理位置来举例说明其食用危害，充分结合了中医养生的"天人相应"观念。

# 飞禽

鸡，黄者宜老人，乌者暖血，产妇宜之。具五色，食者必狂。六指玄鸡，白头家鸡，及野禽生子有八字文，及死不伸足，害人。

乌鸡合鲤鱼食，生痈疽。

丙午日忌食鸡雉。

四月勿食暴鸡肉，作疽、腋漏、男女虚劳、乏气。八月食之伤神气。妊妇多食，子患诸虫。

妊食鸡子多，令子失音。

鸡子，动风、动气，合鳖肉食害人，合犬肝害人，合犬肉泄痢，合鱼汁、肉汁成心瘕，合獭肉遁尸。

鸡子白，合葱、蒜气短，合生葱、犬肉，谷道流血。

疹，食鸡、鸭子，眼翳。

鸡，过宿收不密，蜈蚣必集其中，不再煮而食之，为害非轻。

雉，离禽也，损多益少，久食瘦人。春夏多食有毒，九月至十一月稍补，他月发痔及疮疥。八月忌之。益人神气。丙午日不可食，明主于火也。四月勿食，气逆。和胡桃、菌子同食，下血。有病疾者，不宜和荞麦面食，生肥虫卵。不与葱同食，生寸白。

鹜，鸭也。六月勿食。益神气。黑鸭滑中，发冷痢。脚气人不可多食，有毒。妊娠多食，令子倒生。

野鸭，不可与胡桃、木耳同食。《异苑》曰：章安有人元嘉中啖鸭肉成瘕，胸满，面赤，不得饮食。医以秫米食之，须臾吐一鸭雏，遂差。此因肉生所致，又食过而然。

白鹅，肉性冷。多食，霍乱，发痼疾。卵不可多食。苍鹅发疮脓。

鹌鹑，四月以前未可食。与猪肝同食，面生黑子，与菌同食发痔。

鹧鸪，此鸟天地之神，每月取一只，飨至尊。自死者忌之。

山鸡，顿食发五痔，和荞麦食生疮。竹鸡类也。南唐相冯延巳，苦脑痛，久不减。太医吴延绍诘庖人，曰：相公平日多食鹧鸪、山鸡。吴曰：得之矣。投以甘草汤而愈。盖此禽多食乌头、半夏有毒，以此解之。又《类编》：通判杨立之官南方，多食鹧鸪，生喉痈，脓血日夕不止。泗水杨吉老，令先啖生姜一斤愈。盖以制半夏毒也。唐·崔魏公，以多食竹鸡暴亡。梁新命挖生姜汁，折齿灌之复活。亦此意也。

鸳鸯肉，常食之患大风。

雀肉不与李同食。合酱食，妊娠所忌。

鹁鸽，虽益人，病者食之，多减药力。

雄鹊，妇人不可食。烧毛纳水中，沉者是雄。

乌鸦，肉涩不中食。

燕肉，食者必为蛟龙所害。

杜鹃，初鸣先闻者，主别离。学其声，吐血。厕上闻者，不祥；作犬声应之，吉。

凡禽自死，口不闭者杀人。

【点评】飞禽类食物中列举了不同种类飞禽的食用功效。李氏针对不同时节和人群列举了食用飞禽的注意事项，并教导世人辨认可食的飞禽，帮助人们安全选材，从源头维护身体健康，在生活中具有一定的实用价值。

# 走兽

猪肉之用最多，然不宜人。食之暴肥，致风虚也。闭血脉，弱筋骨，虚人肌，病人，金疮者尤甚。食其肉饮酒，不可卧秫穰中。又白猪，白蹄杂青者，不可食。猪肾，理肾气，多食肾虚，久食少子。脂作灯目暗，膏忌乌梅。肝、肺共鱼鲙或粕食之，作痈疽，共鲤鱼子食伤神。八月勿食佳。脑子损阳，临房不能举。今食者以盐、酒，是引贼也。曾不思，皮尚可消，而不觉其毒耶。头动风，其嘴尤毒。风人不宜，食者以竹叶烧烟撑口熏之，得口鼻涎出则无害。肉用良姜、桑白皮、皂角、黄蜡各少许，同煮食之，不发风。不得和鸡子同食，令人满闷。猪不姜，食之，中年气血衰，面生黑黓。俞氏云：猪肉生姜同食，发疾风。又云：发大风。

野猪肉，微动风，青蹄不可食。

江猪，多食体重。

羊肉，性大热。时病愈，百日内不可食，食则复令骨蒸。和鲊食伤人心，和生鱼、酪食害人。生脂，宿有热者不可食。蹄甲中有珠子白者名悬筋，发人癫。肝和猪肉及梅子、小豆食之，伤人心，大病人。妊娠食肝，令子多厄。一切羊肝共生椒食之，破五脏，伤心，小儿弥忌之。肚子，病人，共饭常食之，久成翻胃，作噎病。共甜粥食之，多唾，吐清水。脑子，男子食之，损精少子。欲食者，研细醋和之。猪脑亦然，不食佳。白羊黑头，食其脑作肠痈。饮酒后不得食羊、豕脑，大害人。心有孔者杀人。一角者杀人。羖羊，青羝羊也。肉以水中，柳木及白杨木不得于铜器内煮，食之丈夫损阳，女子绝阴，暴下不止。髓及骨汁合食，烦热难退，动利。六月勿食，以益神气。青羊肝和小豆食之，目少明。羊不酱同食，久而生癞，发痼疾。

牛，盛热时，卒死者不堪食，作肠痈。下痢者必剧，丑月食之伤神气。患牛脚蹄中拒筋，食之作肉刺。共马肉食之身痒，共猪肉食之生寸白。肉用桑柴火炙食，生寸白。牛肉，患冷人不宜食。五脏各补人五脏。沙牛肉，常食发宿病。

马肉，自死者害人，甚者杀人，不可食。下痢人食者加剧。肉多着水浸洗，方煮得烂，去血尽始可煮炙，肥者亦然。毒不出，患丁肿。肉只可煮，余食难消，不可多食。妊不可食，五月食之伤神气。食肉而心烦闷者，饮清酒则解，浊酒则剧。不与陈仓米同食，卒得恶，十死九。姜同食生气嗽。患痢，食心闷。血有毒，饮美酒解。白马玄蹄，脑令人癫。白马青蹄，肉不可食。黑脊斑臂，肉不可食。鞍下黑色彻肉裹者，伤人五脏。马头骨作枕，令人不睡。食死马，勿食仓米，发百病。马汗气及毛，不可偶入食中，害人。汗不可近阴，先有疮不得近马汗及肉汁、马气并毛等，必杀人。马筋肉，非十二月采者，宜火干。马心，下痢人不可食。

马蹄夜目，五月以后勿食之。肉不可与鹿膳同食。

驴肉，病死者不堪。骡、驴、马，为其十二月胎，骡又不产妊。不可食驴肉，动风，脂肥尤甚。食肉慎不可饮酒，致疾杀人。尿稍毒，服不过二合。

醍醐酥酪，有益无损。羊牛马酪，食竟即食。大酢变血澹尿血。牛乳不可与酸物食，成坚积。驴乳冷，不堪酪。一切牛马乳及酪，共生鱼食，成鱼瘕。乳酪煎鱼，主霍乱。

犬肉炙食，成消渴。白犬自死，不出舌者害人。瘦者是病，不堪食。妊食犬，儿无声。九月禁食，以养神气。肉与蒜同食损人。血，食肉而去血，不益人。血和海鲥食之，得恶病。狂犬，若鼻赤起与燥者，此欲狂，其肉不堪食。孙真人曰：春末夏初，犬多发狂，当戒，小弱持杖预防之。防而不免，莫出于灸。其法只就咬处牙上灸之，一日一次，灸一二三元，在意直主百二十日止。咬后便讨韭菜煮食之，日日食为佳。此病至重，世不以为意，不可不知也。

鹿肉、獐肉为一，不属十二辰也。五月勿食之，伤神。豹文者杀人。鹿茸，不可以鼻嗅，有小虫入鼻为虫颡，药不及也。鹿肉，痿人阴，不可近。白鹿肉和蒲白作羹，发恶疮。壶居士云：饵药人食鹿肉，必不得力。以其食解毒之草，能散药力也。

狸肉骨可治劳。

獐肉，八月至十一月食之胜羊肉，余月动气。

麂肉，多食动痼疾。以其食蛇，所以毒。

麋肉，不与野鸡及虾、生菜、梅、李果实同食，皆病人。

兔肉，妊食子缺唇。兔产从口出，忌之，宜丹石人。八月、十一月可食。多食损阳，绝血脉，令人萎黄。豆疮食之，大毒，斑烂损人。二月勿食，养神气。共獭肉、肝食，成遁尸。鹅肉同食，血气不行。白鸡肝同食，面失血色，一年成疸。共姜、橘食，心痛，霍乱。

虎肉，正月忌食，以益寿。药箭死者，毒渍骨血间，犹能伤人，不可食。狸、豹同。

穿山甲，多食动旧风疾。

豹肉，酸，不可食，消人脂。肉令人瘦，损精神。

獭肉，只治热。若冷气虚胀，食之甚也。消阳，不益男子，宜少食。五脏及肉性寒，惟肝温①，治传尸劳。

象肉，食之体重。

熊肉，有痼疾者不可食，终身不愈。十月禁食。脂不可作灯，烟气入目，失明。不可近阴，不起。

麝肉共鹄肉，食作瘕。此物夏月食蛇，带其香，日久透关，成异疾。不得近鼻，有白虫入脑，患虫颡。

猿猴，小儿近之伤志。

猬肉可食，骨不得食，能瘦人，使人缩小。

肉汁在密器气不泄者，禽畜肝青者，兽赤足者，有歧尾者，煮熟不敛水者，煮而不熟者，生而敛者，野兽自死北首伏地者，祭肉无故自动者，禽兽自死无伤处者，犬悬蹄沾漏肉中有星如米者，羊脯三月

---

① 温：原作"湿"，据胡本改。

以后有虫如马尾者，米瓮中肉脯久藏者，皆杀人。

脯暴不燥，火烧不动，入腹不消。自死肝脏不可食。肉虽鲜，似有息气，损气伤脏。肉及肝落地不粘尘，不可食。诸心损心，诸血损血。一切脑、一切脾，不可食，皆能害人。一切肉，惟烂煮，停冷食之。食毕漱口数过，齿不蹁。食肉过度，还饮肉汁即消。禽畜五脏，三月三日勿食，吉。

【点评】走兽篇介绍了古人日常生活中食用的肉类，例如猪、羊、牛、马、犬等。文中对于动物的各个食用部位做了详细说明，并介绍了如何降低食用肉类的危害。肉类食物虽能为人体提供所需蛋白质和能量，但仍需谨慎食之，过食或偏食肉类也容易引发肥胖、糖尿病、心血管疾病等。

# 鱼类

鲩鱼，有疮者不可食。

鲤鱼，多发风热。修理当去脊上两筋及黑血。沙石溪中者，毒多在脑，勿食其头。山上水中有鲤，不可食。五月五日勿食鲤。天行病后不可食，再发死。腹有瘕不可食。与麦酱同食，咽生疮。与紫苏同食，发痈疽。鲤鲊不可合小豆藿食。食桂竟食鲤成瘕。鱼及子，不可合猪肝食，鲫亦然。《素问》云：鱼热乎。叔和云：热生风。日华子云：鲤鱼凉。当以《素问》为正，风家更使食鱼，贻祸无穷矣。

鲤鱼，有疮者不可食。

鳜鱼，背有十二鬣骨，每月一骨，毒能杀人，宜尽去之。苏州王顺食鳜，骨鲠几死，渔人张九取橄榄核末，流水调服而愈。人问其故，九曰：父老传橄榄木作棹，鱼触便浮，知鱼畏此木也。

白鱼，泥人心，疮疖人不可食，其发脓，灸疮不发。鲙食之，久食发病。

鲫鱼，春不食其头，中有虫也。合猴雉肉、猪肝食之不宜。子合猪肉食不宜，和蒜少热，和姜、酱少冷，与麦门冬食杀人，与芥菜同食水肿。

青鱼及鲊，服术者忌之。合生葫荽、蒜、麦、酱食，不宜。

黄鱼，发气，发疮，动风，不可多食。合荞麦食失音。

黄颡鱼，不可合荆芥食，吐血。犯者以地浆解。

时鱼，味美，稍发疳痼。

鲂鱼，患疳痢者禁之。

鲇鱼，勿食多，赤目赤须者杀人，合鹿肉及无鳃者同。

鲟鱼，味美而发诸药毒。鲊虽世人所重，不益人。丹石人不可食，令少气，发疮疥①，动风气。小儿食之，多成瘕及嗽。大人久食，卒心痛，合干笋食瘫痪。

**鳑鲏**鱼，有毒，不可食②。

石首鱼，不堪鲜食。

章鱼，冷而不泄。

狗鱼，暖而不补。

河豚，又名胡夷鱼，味珍。经云：无毒，实有大毒，修治不如法，杀人。眼赤者害人。肝有大毒，中之立死。中其毒者，橄榄、芦根汁解之。

---

① 疥：原作"芥"，据胡本改。
② 此条胡本作"**鳑鲏**鱼，腹中有子最毒，不可食，令人下痢"。

鲈鱼，不甚发病，然多食能发痃癖及疮肿，不可与乳酪同食。

鲻鳝，不可合白犬肉、血食之。

鳝鱼，时病起，食之复，过则霍乱。四月食之害神气。腹下黄为黄鳝。又有白鳝稍粗。二者皆动风气，妊食之胎生疾。凡头中无鳃，背有点，并杀人。

《茅亭客话》云：鳝鳖不可杀，大者有毒，杀人。京师一郎官喜食鳝，一日过度，吐利大作，几殆。信不可多也。

鳝鱼肝，生恶疮，勿以盐炙。

乌贼鱼，久食主无子。

乌鱼，水厌，焚修者忌之。

鳗鲡，虽有毒而治劳。昔陈通判女，病劳将死，父母以船送之江中，飘泊孤洲。渔人见而怜之，与之鳗鲡羹，渐有生意。越月，渔人送还陈府，女病已脱然矣。

鲨鱼，多食发嗽并疮癣。小者谓之鬼鲨，害人。

鱼鲊，若有头发在内，误食杀人。

黄鲿鱼，食后食荆芥杀人。

凡一切鱼毒、鱼油灯烟盲人眼。诸禽兽油亦然。无鳞恶荆芥，无鳃发癫，全鳃发痈。无肠胆食之，三年丈夫阴萎，女人绝孕。头有白色，如连珠至脊上者杀人。白目、白背、黑点、赤鳞、目合，并不可食。有角，食之发心惊。目赤者，作鲙成瘕，作鲊害人。共菜食，作蛔、蛲虫。下痢者，食鱼加剧，难治。

一切鱼尾不益人，多有勾骨着人咽。鱼子共猪肝食，不化成恶病。妊食干鱼，令子多疾。鱼汁不可合鸬鹚肉食。鱼鲙、瓜，忌同食。三月庚寅勿食鱼。

鳖居水底，性甚冷毒，有劳气及癥瘕人不宜食。肉主聚，甲主散。凡制鳖者，剉其甲，同煮熟，则去甲食之，庶几性稍平。目陷者，赤足者，肉下有王字形者，三足者为能①，并能杀人。腹下有蛇盘纹者是蛇，须看之。合鸡子、兔肉，芥子、酱食之，损人。妊食之，令子项短。六甲日忌食龟鳖及鳞甲，害人心神。薄荷煮鳖曾杀人。合苋菜食，腹中生鳖。巢氏云：有主人共奴俱患鳖瘕，奴前死，剖腹得一白鳖仍活。有人乘白马来，看马尿落鳖上即缩头，寻以马尿灌之，化为水。其主曰：吾将差矣。即服之，果差。

蟹未被霜者，甚有毒。云食水莨音建，人中之，不即疗多死。背上有星点者，脚不全者，独螯者，独目者，两目相向者，足斑目赤者，并杀人。中其毒者，速以冬瓜汁、紫苏汤或大黄汁灌之。妊娠食之令子横生。至八月蟹肠有真稻芒长寸许，向冬输与海神，未输芒，未可食。十二月勿食，以养神气。食蟹，即食红柿及荆芥，动风。缘黄下有风虫，去之不妨。与灰酒同食吐血。

海边有彭蜞拥出，似彭蝐而大，似蟹而小，不可食。蔡谟初渡江，不识而食之，几死。叹曰：读《尔雅》不熟，几为所误。

蛙骨，热食之小便淋，甚苦。妊食之令子寿夭。蛙之小者，亦令多小便闭，脐下酸疼。有至死者，冷水擂车前草饮之。

虾，发风动气，及疮癣冷积之疾。无须者，煮而色白者，不可食，鲊内有者，大毒。以热饭盛密器中作鲊，毒人至死。虾鲊共猪肉食之，尝恶心，多唾，损颜色。

螺，大寒，不可常食。螺蚌菜共食之，心痛，三日一发。蚌着甲之物，十二月勿食之。

蚶子，每食后以饭压之，不尔令人口干。

蛤蜊，服丹石人食之，腹中结痛。

---

① 为能：胡本无，疑衍文。

淡菜，多食烦闷、目暗，微利即止。

蚬，多食发嗽，并冷气消肾。

蛏，天行后不可食。

龟黑者，常啖蛇，不中食。其甲不可入药，十一月勿食龟鳖，发水病。

【点评】本篇主要介绍水中可食之物，对各种鱼类身上不可食用的部分做出说明，并介绍食后注意事项，如黄鱼"合荞麦食失音"等。对于特殊时节不可食用的种类也做了列举，避免人食以后发生中毒现象，危害生命。

# 虫类

蜜，七月勿食生蜜，发霍乱。蜜瓶不可造鲊，鲊瓶不可盛蜜，及蜜煎损气。

白花蛇，用之去头尾，换酒浸三日，弃酒不用，火炙仍令去皮骨。此物毒甚，不可不防。乌蛇生商洛，今蕲黄有之，皆不三棱。色黑如漆，性善，不啮物，多在芦丛嗅花气，尾长能穿百钱者佳。市者伪以他蛇，烟熏货之，不可不察。脊高，世谓剑脊乌梢。商州，有患大风，家人恶之，为起茅屋。山中有乌蛇，堕酒罂，病人不知而饮，遂差。《史记》：隋有患者，食至胸即吐，作胃疾不愈，病者曰：素有大风，求蛇肉，风愈而患此疾。盖蛇瘕，腹上有蛇形也。

蛇头不可以刀切断，必回伤人，名蛇箭。

蛤蚧，其毒在眼，其功在尾，尾全为佳。

水蛭，干者冬月猪脂煎，令黄乃堪用，腹有子去之。此物极难死，火炙经年，得水犹活。

石蛭，头尖，腹大，不可药用。误用，令人目中生烟不已，渐致枯损，不可不辨。有吴少师，得疾数月，肉瘦，食下咽，腹中如万虫攒刺且痒痛，皆以为劳。张锐取黄土，温酒调服，下马蝗千余。云：皆因去年出师饮涧水，似有物入口，经入喉，自得此疾。夫虫入肝脾，势须滋生，食时则聚丹田间，吮咂精血，饱则散处四散，久则杀人，不可不知。

蜈蚣，黄足者甚多，不堪用。鸡，杀过宿，收拾不密，此虫必集其中，不再煮而食之，为害非轻。

蚕沙，煮酒色清味美，能疗疾。

蜘蛛，灰色大腹，遗尿着人，作疮癣。

花蜘蛛，丝最毒，能系瘤，断牛尾。人有小遗，不幸而着阴，缠而后已，切宜慎之。曾有断其阴者。

蚯蚓，暑月履湿毒能中人。昔有中其毒者，腹大，夜闻蚓鸣于身，以盐水浸之而愈。又张韶为所咬，形如大风，眉须尽落，每蚓鸣于身，亦以此取效，仍当饮盐汤。

【点评】虫类部分主要介绍了蛇、水蛭、蜈蚣等，文中对于蛇虫类的用法做了详细说明，如"水蛭，干者冬月猪脂煎，令黄乃堪用，腹有子去之"，对用药制药和疗病防疾有一定的借鉴和参考意义。

# 三元延寿参赞书卷之四

九华澄心老人李鹏飞集

## 神仙救世却老还童真诀

三元之道，所谓地元、人元，百二十岁之寿。得其术则得其寿矣。如迷涂①，一呼万里可彻。然天元，六十者固已。失之东隅，能不收之桑榆者乎？归而求之，又将与天地终始，岂止六十而已哉！乔松、彭祖，当敛在下风，或曰此道神仙所秘也。少火方炎，强勉而行真，可一蹴而造仁寿之域？奈之何！道不易知也，纵知之，亦未易行也。人年八八，卦数已极，汞少铅虚，欲真元之复，殆渴而穿井，不亦晚乎？煮石为粥，曾不足以喻其难。吁，是岂知道也哉！剥不穷，则复不返也。阴不极，则阳不生也。知是理，可以制是数矣。

回真人《内景诀》曰：天不崩，地不裂，惟人有生死何也？曰：人昼夜动作，施泄散失元气，不满天寿，至六阳俱尽，即是全阴之人，易死也。若遇明师指诀，信心苦求，则虽百二十岁，犹可还乾。

---

① 涂：通“途”。

譬如树老，用嫩枝再接，方始得活。人老用真气还补，即返老还少。勤修一年，元气添得二两，便应复卦。

道书曰：人者，物之灵也。寿本四万三千二百余日。元阳、真气，本重三百八十四铢，内应乎乾。乾者，六阳具而未知动作施泄也。迨十五至二十五，施泄不止，气亏四十八铢。存者其应乎姤。加十岁焉，又亏四十八铢。存者其应乎遁。加十岁焉，又亏四十八铢。存者其应乎否。至此，乃天地之中气。又不知所养，加五岁焉，其亏七十二铢。存者其应乎观。加五岁焉，其亏九十六铢。存者其应乎剥。剥之为卦，惟上九一阳爻而已。

仙书曰：有一爻阳气者不死。倘又不知所觉，则元气尽矣，其应乎坤。坤者，纯阴也，惟安谷而生，名曰苟寿。当此苟寿之时，而不为延寿之思，惑矣。

天下无难事也。马自然怕老、怕死，有六十四岁将谓休之叹，汲汲求道，遇刘海蟾，传以长生之诀，返老还婴，遂得寿于无穷。

彼何人哉？希之则是，时在一觉顷耳。苟能觉之，体大易之复，日积月累，元气充畅，复而临，临而泰，泰而大壮，大壮而夫真精纯粹，乾阳不难复矣。箕畴五福之一，微斯人，吾谁与归？虽然此道天之宝也，有能觉之，天不负道，必将默佑于冥冥中，当遇至人，如刘海蟾者，以尽启其秘。滋补有药，导引有法，还元有图，俱列于下。

【点评】本篇名为"神仙救世却老还童真诀"，跳出世俗之外，以神仙口吻道出了长生不老的真谛：①人之有生死是因"人昼夜动作，施泄散失元气"之故；②欲想不老就得用真气还补，"譬如树老，用嫩枝再接"；③返璞的真诀在于保持元阳真气的充盈，"有一爻阳气者不死"说明阳气为生死之关键。篇末提及的滋补之药、导引之法及还元之图，均为培补阳气之法则。

## 滋补有药

孙真人曰：人年四十以后，美药当不离于身。神仙曰：世事不能断绝，妙药不能频服。因兹致患，岁月之久，肉消骨弱。彭祖曰：使人丁壮，房室不劳损，莫过麋角也。

麋角末<sub>七两，酒浸，炙熟</sub>　生附子<sub>一个，炮熟</sub>

上末合和。每服方寸匕，酒调，日三服。昔成都府，有绿须美颜道士，酣醉酒楼，歌曰：尾闾不禁沧海竭，九转丹砂都谩说。惟有斑龙脑上珠，能补玉堂关下血。乃奇方也，今名斑龙脑珠丹。

鹿角霜<sub>十两，为末</sub>　鹿角胶<sub>十两，酒浸数日，煮糊丸药</sub>　菟丝子<sub>十两，酒浸二宿，蒸，焙</sub>　柏子仁<sub>十两，净，别研</sub>　熟地黄<sub>汤洗，清酒浸两宿，蒸，焙，入药用</sub>

上末，以胶酒三四升煮糊，杵一二千下，丸如梧子大，食前盐汤或酒吞下五六十丸。

【点评】是篇介绍的滋补方药，无论是麋角末、生附子，还是斑龙脑珠丹等，均以壮阳为主。尤其是麋角的使用，所引彭祖之语值得重视。时下对老年衰弱多填补真阴，喜用六味、左归之类，与古法似有不合，宜深加研究。

## 导引有法

夜半后生气时，或五更睡觉，或无事闲坐，腹空时，宽衣解带，先微微呵出腹中浊气，一九止，或五六止，定心闭目，叩齿三十六通，以集身神，然后以大拇指背拭目，大小九过，使无翳障，明目，去风，亦补肾气。兼按鼻左右七过，令表里俱热。所谓灌溉中岳，以润肺。次以两手摩令极热，闭口鼻气，然后摩面，不以遍数，连发际，面有光。又摩耳根、耳轮，不拘遍数，所谓修其城郭，以补肾气，以防聋聩。名真人起居之法。次以舌拄上腭，漱口中内外，津液满口，作三咽下之，如此三度九咽。《黄庭经》曰漱咽灵液体不干是也。便兀然放身，心同太虚，身若委衣，万虑俱遣。久久行之，气血调畅，自然延寿也。

又两足心涌泉二穴，能以一手举足，一手磨擦之百二十数，疏风去湿，健脚力。欧阳文忠公用此，大有验。

【点评】本篇载录的午夜调息静坐、吞津饮液及按摩涌泉之法，均以培补元阳真气为指归。

## 还元有图

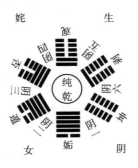

乾，阳刚也。生意本具，一旦为阴柔乘之，为姤，为遁，为否，为观，为剥，剥极而为坤。坤，纯阴也。阴极则主杀矣。苟知所复，则硕果不食。阴极而阳，静极而动，生意又勃然矣。

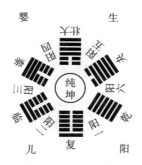

坤，阴也。阴极阳复。阴，人欲也。阳，天理也。以理制欲，于是阳长阴消，患迷复耳。苟不迷焉，复而临，临而泰，泰而大壮，大壮而夬。夬，决也。决则纯乾，可复行天之健，与天同寿矣。

道心泯而人心胜，则自望至晦之月也。

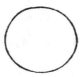

人欲尽而天理还，则自旦至望之月也。

【点评】本篇所示还元图，实质就是阴阳盛衰变化的卦义显示图。按照《周易》阴消阳长的理论，乾卦为纯阳之体，刚健而生，一旦人欲萌动，阴爻乘之，由乾而姤，而遁，而否，而观，而剥，剥尽而为坤，坤则阴极而主杀，全阴而易死；坤卦为纯阴之体，阴极主杀，一旦阴极阳复，天理制欲，阳爻来复，由坤而复，而临，而泰，而大壮，而夬，夬满而乾复，阳气复归，行天之健，则可与天同寿。

# 三元延寿参赞书卷之五

九华澄心老人李鹏飞集

## 神仙警世

黄帝问气之盛衰，岐伯对曰：人生十岁，五脏始定，血气通，真气在下，好走；二十岁，血气始盛，肌肉方长，好趋；三十岁，五脏大定，肌肉坚固，血脉盛满，好步；四十岁，脏腑、十二筋脉皆大盛以平定，腠理始疏，荣华颓落，发颇斑白，平盛不摇，好坐；五十岁，肝气始衰，肝叶始薄，胆汁始灭，目始不明；六十岁，心气始衰，善忧悲，血气懈惰，好卧；七十岁，脾气虚，皮肤枯；八十岁，肺气衰，魄离，故言善悟；九十岁，肾气焦，四脏经脉虚；百岁，五脏皆虚，神气乃去，形骸独居。

经曰：人年四十阴气倍；五十肝气衰；六十筋不能动，精气少，须当自慎自戒，少知调和摄养，宁不为养生之本；七十以上，宜取性自养，不可劳心苦形冒寒暑；若能顺四时运气之和，自然康健延年，苟求贪得，尚如壮岁，不知其可。

《洞神真经》曰：养生以不损为延年之术，不损以有补为卫生之经，居安虑危，防未萌也，不以小恶为无害而不去，不以小善为无益而不为。虽少年致损，气弱体枯，及晚景得悟，防患补益，气血有余而神自足矣，自然长生也。

【点评】"养生以不损为延年之术，不损以有补为卫生之经，居安虑危，防未萌"，此乃神仙警世之言。人年四十以后，脏腑、筋脉皆大盛平定，懂得持满之道，顺四时之和，调和摄养，自然康健延年。

# 阴德延寿论

一念之觉，固所以得三元之寿考；一德之修，又所以培三元之寿脉。甚矣，念之不可以不觉，而德之不可以不修也。《老子》曰：我命在我不在天。紫阳真人曰：大药修之有易难，也须由我也由天。若非积行施阴德，动有群魔作障缘。是可以自信矣。

道人郭太史，精于谈天者也，应天有书，后之星翁推步必来取法。曰五行四柱，曰星辰运限，如是而富贵寿考，如是而贫贱疾苦，如是而凶恶夭折。若镜烛影，若契合符，世之人似不能逃其数者。及其究也，合于书者固多，其不合者亦不少，是何欤？岂人生宇宙间，或囿于数，或不囿于数欤？盖尝考之，其推玄究微，既条列于前，至其后则曰：阴功可延其寿，吉人依旧无凶。又曰：随时应物行方便，纵犯凶星亦不虞。是必有见矣。不然，寿夭休论命，修行本在人。孙思邈何以有此言欤？

大极真人徐来勒，尝遇南斗寿星，问寿夭吉凶之事。星君曰：天道福善祸淫，神明赏善罚逆，人能刻意为善，静与道合，动与福会，如此则我命在我，不为司杀所执，不求寿而自寿，不求生而自生。苟或隳纲纪，违天地，肆愚悖，侮神明，背仁慈，亏忠孝，明则刑纲理之，幽则鬼神诛之，是不知所积，冥冥中夺其算而夭其寿者矣。广行①阴德如于公治狱，子为丞相。徐卿积善，衮衮公侯，在所不论。

昔比丘，得六神通，与一沙弥同处林野，比丘知沙弥七日当死，因曰：父母思汝可暂归，八日复来。沙弥八日果来，比丘怪之，入三昧察其事，乃沙弥于归路中脱袈裟壅水，令不得入蚁穴，得延寿一纪。

孙叔敖儿时，见两头蛇，恐他人又见，杀而埋之。母曰：吾闻有阴德者天报之福，汝不死也，后为楚令尹。窦禹钧夜梦祖父，谓曰：汝年过无子，又寿不永，当早修阴德。禹钧自是修德罔倦。后又梦其祖父，与曰：天以汝阴德，故延寿三纪，赐五子，荣显。后居洞天之位。范仲淹为之记。

由是观之，三元寿考，固得于一念之觉；三元寿脉，又在于一德之修也。或曰：阴德曷从而修之？曰：凡可修者，不以富贵贫贱拘，亦不在强勉其所无，但于水火盗贼，饥寒疾苦，刑狱逼迫，逆旅狼狈，险阻艰难，至于飞潜动植于力到处，种种方便，则阴德无限量，而受报如之矣。善乎！《西山之记》曰：遇至人得真法，虽云修养所至，是亦阴德之报也。此予所以于参赞书后，复作论曰《阴德延寿》。

【点评】善恶报施，因果相应。孙思邈引《老子》称："人行阳德，人自报之；人行阴德，鬼神报之。人行阳恶，人自报之；人行阴恶，鬼神害之。"本篇所论"三元寿脉，又在于一德之修……但于水火盗贼，饥寒疾苦，刑狱逼迫，逆旅狼狈，险阻艰难，至于飞潜动植于

---

① 广行：原脱，据胡本补。

力到处，种种方便，则阴德无限量，而受报如之矣"，振聋发聩。与人方便，积德行善，不仅是一种修养，也是一种延年的福报。

# 函三为一图歌

天地人三元，每元六十年。三六百八十，此寿得于天。天本全付与，于人或自偏。全之有其法，奈何世罕传。函三为一图，妙探太极先。外圆而内方，一坤与一乾。定体凝坤象，妙用周乾圆。寿年在其间，得之本自然。一岁加一点，渐比乔彭肩。未悟参赞法，所点恐莫全。此书神仙诀，识者作寿仙。颜朱鬓长绿，髓满骨且坚。岂特点尽图，天地相周旋。

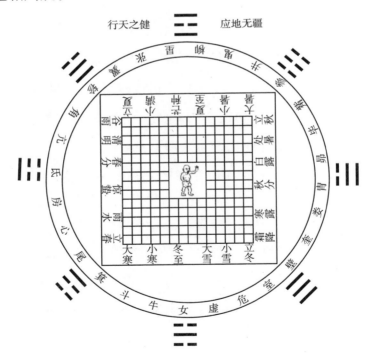

【点评】函三为一，即天地人三者一体。"定体凝坤象，妙用周乾圆"，动静合宜，法本自然，行天之健，应地无疆，自可得享三元之寿。